"运动即良药"系列

U0289794

白领常见病运动康复指南

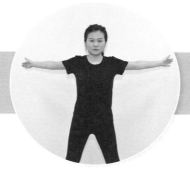

主编

王　琳　王雪强

科学出版社

北京

内容简介

本书共有十七章，第一章介绍了运动的益处与风险；第二章至第十七章分别介绍了颈椎病、肩周炎、颈肩腕综合征、肱骨外上髁炎、腕管综合征、桡骨茎突狭窄性腱鞘炎、手指关节炎、腰椎间盘突出症、腰肌劳损、膝骨关节炎、电脑性眼病、消化功能不良、原发性高血压、高脂血症、2型糖尿病、肥胖症等白领人群常见疾病的运动康复指南。每个章节分为两个部分，第一部分简要介绍不同疾病的致病因素和临床表现；第二部分针对不同疾病详细介绍了针对性的运动康复原则和具体运动康复方法，并采用了大量图片详实地演示了每个动作的动作要点，使本书更具可读性和实际指导作用。

本书可为患有上述疾病的白领人群提供有益帮助。

图书在版编目（CIP）数据

白领常见病运动康复指南/王琳，王雪强主编. —北京：
科学出版社，2019.1
（"运动即良药"系列）
ISBN 978-7-03-058392-5

Ⅰ. ①白…　Ⅱ. ①王…　②王…　Ⅲ. ①常见病－康复
训练　Ⅳ. ①R49

中国版本图书馆 CIP 数据核字（2018）第 170952 号

责任编辑：朱　灵/责任校对：谭宏宇
责任印制：黄晓鸣/封面设计：殷　靓

科学出版社 出版
北京东黄城根北街 16 号
邮政编码：100717
http://www.sciencep.com

苏州市越洋印刷有限公司印刷
科学出版社发行　各地新华书店经销

*

2019 年 1 月第　一　版　开本：B5（720×1000）
2019 年 1 月第一次印刷　印张：7 3/4
字数：144 000

定价：32.00 元

（如有印装质量问题，我社负责调换）

"运动即良药"系列编委会

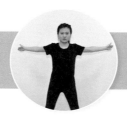

《白领常见病运动康复指南》
编写组

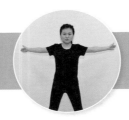

主　编

王　琳　王雪强

编　委

（按姓氏笔画排序）

王　琳　王　淼　王雪强　江　岩　苏　彬

李瑟伊　杨超然　来章琦　张　雨　张之旺

陈奕旸　侯希贺　姜嘉怿　徐苗苗

加强体育锻炼，惠及健康生活

（代序）

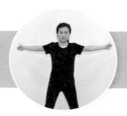

进入 21 世纪以来，人们日益关注的健康问题已经上升为国家战略。2016 年 10 月 25 日，中共中央、国务院发布了《"健康中国 2030"规划纲要》（以下简称《纲要》），这是今后 15 年推进健康中国建设的行动纲领，要求把健康融入所有政策，全方位、全周期保障人民健康，大幅提高健康水平。在《纲要》中，共 34 次提到"体育"这一关键词，这是因为体育运动与健康有着息息相关的内在联系。

"生命在于运动"，运动既是一门科学，也是一门艺术，更是一种健康的生活习惯，但并不是每一项运动都适合所有人，不同人群适宜的运动强度、运动时间也有所差异，不适宜的运动、运动不足或过度运动都有可能对健康造成损害。那么，究竟什么运动才适合自己？生了病也可以参加运动吗？

我们常说，"良药苦口利于病"，但并不是所有的疾病都只能咽下这苦不堪言的"良药"才能治愈，也不是咽下这口苦药就能药到病除。其实科学的运动处方也是一剂"良药"，而且还是一剂不用尝"苦"却具有显著效果的"良药"。那么，这"药方"该怎么开？我们自己能开吗？到底如何利用运动这剂"良药"来达到促进健康的目的呢？

要解决这些问题，当务之急是找到"合适的运动素材"，具体来说有两点：一是所选的项目和运动器材适合自己的年龄段；二是所选的运动对防治自己年龄段常见疾病有针对性和防治效果。

目前市面上有关体育锻炼的书籍虽然不少，但真正能够提供"合适的锻炼素材"的书籍仍比较缺乏。上海体育学院拥有许多具有较高科研水平和丰富教学经

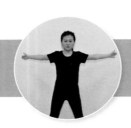

验的专家，他们均长期从事运动促进健康方面的研究，经验丰富，硕果累累。此次，学院专家们与科学出版社共同打造了这套"运动即良药"系列。

在编写过程中，我们不断摸索、调整，为青少年学生、中青年白领、老年人等不同人群分别设计运动方案，也介绍了羽毛球、游泳、广场舞等人们可普遍参与的专项运动；在努力形成统一风格以便读者阅读的同时，也尝试使用新的可视技术为读者提供更加直观的指导。

我们希望通过这套图书，能够更好地发挥运动的功能，为广大读者打开一扇通往健康生活的阳光之门。由于多种因素的制约，本套图书可能还存在有待改进之处，我们希望能够得到大家的鼓励和有益的评论，也欢迎广大读者实践后向我们反馈意见和建议，帮助我们把此项工作做得更好。

陈佩杰

2016 年 10 月

前　言

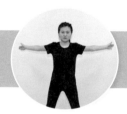

　　2016 年 10 月 25 日，中共中央、国务院印发的《"健康中国 2030"规划纲要》指出"未来 15 年，是推进健康中国建设的重要战略机遇期"，呼吁提高全民健康素养，推进全民健康生活方式行动。而随着人类社会的发展和科技水平的进步，人们的生活方式和工作环境都发生了很大的变化，长时间在电脑前办公或娱乐等使得久坐行为大大增加。白领人群作为维持社会可持续发展的中坚力量，更是存在体力活动不足，长期存在紧张感和焦虑感，久坐行为增加，积劳性损伤增加等特征，需要切实有效的运动干预手段。

　　因此，面对这样的社会健康需求，运动健康研究者应主动适应大众的健康需要，利用专业知识为人民健康促进服务。本书由上海体育学院王琳副教授带领的编写组完成全书的编纂定稿。本书的编撰秉持完善和制订针对当代白领人群疾病的预防与康复，强化健康健身方式指导及干预计划的原则。全书对各类白领人群常见病进行了概述，介绍对不同疾病的运动康复手段。内容包括白领人群常见病运动康复指南和知识点提示，配以大量标准的动作示范图片，可读性强、针对性准、专业性高，能够帮助白领人群预防和了解自身疾病状况。不仅可以增加广大白领运动康复训练的可操作性，还可以起到康复宣教的良好社会健康效应。

　　通过运动手段促进大众健康，强化各类人群的健康生活方式指导及干预是我们的职责所在，希望本书能引导广大白领人群有效控制影响疾病发生的生活行为因素，积极以运动的方式预防和治疗疾病，形成预防疾病损伤、促进健康的良好

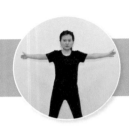

社会氛围。在本书的编撰过程中，上海体育学院院长陈佩杰教授及"运动即良药"系列丛书编委给予了众多宝贵的指导意见。主编和各位编委结合有关文献和临床经验进行了认真的编写工作。上海体育学院研究生苏彬、张雨、陈奕旸为本书的编辑提供了大力的支持与帮助，模特陈奕旸、姜嘉怿在图片拍摄过程中进行了大量的工作，在此，一并表示衷心的感谢！

　　本书全体编委本着严谨、认真的态度倾心编著，不足和疏漏之处望读者批评指正。

主　编

目　录

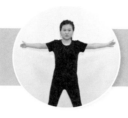

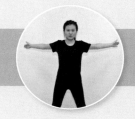

第一章

运动的益处与风险

　　白领人群是经济发展过程中形成的非体力劳动工作者，如公务员、办公室文员、教职人员等。这一人群较少从事体力工作，长期存在紧张感、焦虑感、体力活动不足、久坐行为增加等特征。世界卫生组织（World Health Organization，WHO）已经将缺乏体力活动列为导致发达国家人口死亡的十大原因之一。充足的研究证据证明体力活动的量或者体适能水平与各种原因的死亡率成反比的剂量－反应关系。体力活动不足是心血管疾病、2型糖尿病、肥胖症、某些癌症、脑卒中、骨质疏松等众多慢性疾病的致病危险因子之一。

　　因此，在日常生活和工作中，包括白领人群在内的人群有意识地培养和维持与自身体适能相符的体力活动非常重要。体适能是指人体适应生活、环境的综合能力，也即个人所具备的能力足以胜任日常工作（学习）而不感疲劳，同时有余力享受休闲活动，以及能够适应突发状况。美国运动医学会（American College of Sports Medicine，ACSM）认为体适能由健康体适能和技能体适能组成。健康体适能是与健康有密切关系的体适能，包括五大要素：体成分、心肺耐力、肌肉耐力、力量、柔韧性。技能体适能是指协调能力、速度、爆发力和反应时间等，这些要素是从事各种运动的基础，但没有证据表明它们与健康和疾病有直接关系。体力活动是指任何由骨骼肌收缩引起的导致能量消耗的身体运动，根据体力活动的行为不同，体力活动可以分为工作、日常体力活动、娱乐活动、运动健身活动等。针对这些要素，一些国际组织给出了维持健康的成人运动的建议。

关于健康成人运动的全球指引

　　在2007年，美国运动医学会和美国医学会（American Medical Association，

AMA）联合提出了"运动是良医"（exercise is medicine，EIM）的理念，并作为一项解决全球公共健康卫生问题的健康促进动向全球推广。美国运动医学会和美国心脏协会（American Heart Association，AHA）在 2007 年建议 65 岁以下的成年人应每周有 5 天进行 30 分钟以上的中等强度有氧运动，或每周有 3 天进行 20 分钟的高强度有氧运动；并且每周有 2 天做 8 ～ 10 组大肌群参与的力量锻炼，每组重复 8 ～ 12 次。

2008 年，美国卫生及公共服务部（United States Department of Health and Human Services，HHS）对成年人的运动建议总结如下。

（1）成人应避免不运动，无论运动量的多少，做一些运动比完全不动好，也可以起到一定的保持健康的作用。

（2）成人应每星期进行至少 150 分钟的中等强度的有氧运动或者 75 分钟以上的剧烈有氧运动，或者两者累计相当于以上建议量的有氧运动。每次有氧运动至少应维持 10 分钟，并平均分布于 1 周中。

（3）如果想取得更多的健康益处，成人应将运动量提高至每周 300 分钟中等强度的有氧运动或者 150 分钟的剧烈强度的有氧运动，或者两者累计相当于以上建议量的有氧运动。

（4）成年人每周需要进行 2 天或者以上的中等强度或者剧烈强度的肌肉训练（包括所有主要肌群）。

（5）成人每周进行 2 天以上的柔韧性练习，通过缓慢的动作拉伸身体各大肌群，静力性拉伸优于弹震性拉伸，拉伸至感觉所拉伸关节轻微不适，保持 30 ～ 60 秒。

运动与健康

运动是维持身心健康，预防和治疗疾病的重要组成部分，是一种低成本，高效率，使人终身受益的有效手段。

运动可以改善人体心血管和呼吸功能，可以提高人体最大摄氧量，提高人体的有氧运动能力。在人体健康体适能中，有氧运动能力的权重约占50%。有氧运动的体适能水平和冠心病、高血压、肥胖症、2型糖尿病、某些癌症的发生关系密切。有氧运动能力中等和高等的人死亡率差不多，所以将有氧运动能力提到中等程度就可以有效降低死亡风险。无论在哪个年龄段，只要有氧运动能力处于较高水平的人群或者说中等水平的人群，上述慢性疾病患病率和死亡率都远远低于有氧运动能力水平低的人群。所以良好的有氧运动能力能够降低众多慢性疾病的发生率及死亡率。

肌肉力量、肌肉耐力和关节的柔韧度会影响到人体骨骼肌肉系统的功能。肌肉力量和耐力欠佳的人群，其受伤的概率会增加，姿势控制与体能水平较低，在日常生活中不能应付负重活动的需要。每周进行规律的负重运动，可以改善和维持人体的骨量、骨密度，减少和延缓骨质疏松症的发生。欠佳的腰背肌柔韧度可以造成姿势不良、腰椎神经的过度压力和其他身体不良的姿态。如果人体肌肉缺乏弹性和关节活动度不良，当人体进行迅速或者强有力的肌肉运动时，易造成肌肉的受伤。

运动能够刺激人体大脑产生内啡肽，进而使人体产生舒适感。运动有助于改善心情、减轻忧虑和焦虑的感觉。除此之外，运动也可预防和处理心理压力，并能增加个人面对压力时的适应能力，增加工作效率。

然而，良好的运动习惯不是一朝一夕就可以养成的。世界卫生组织认为任何大肌肉群的活动能够产生足够的能量消耗，已经符合运动的定义，能够给运动者带来相应的健康益处。个人除了按照上述关于健康成人运动的全球指引选择运动频率、时间、运动强度外，还要按照实际条件和个人爱好选择合适的活动，如跑步、游泳、快走这些简单易行的运动都是不错的选择。

运动的风险

健康个体进行中等强度运动引起心血管意外的风险极低。对于诊断有心血管疾病的个体，在进行较大强度体力活动时会增加心血管意外的风险。

1. 软组织损伤

不当的运动方式和强度会导致肌肉、韧带、肌腱、关节软骨等软组织的急性和积劳性损伤。因此，在运动前应积极进行热身活动，运动后要进行放松，选择自己适宜的运动方式、运动强度、运动频率，选择合适的运动场地，以及穿戴合适的运动服装、装备。

2. 其他运动风险

超过人体生理负荷量的运动可能会导致过度训练综合征、运动性贫血、运动性血尿等，运动中局部应力过大，或者局部骨骼反复接受较大的应力可能会导致骨折。气温过低、空气污染、雾霾、过敏原可能增加诱发哮喘或者呼吸道疾病的概率。

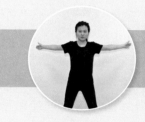

第二章

颈 椎 病

颈椎病概述

颈椎病是以颈椎椎间盘退变为主要病变基础，包括颈椎周围肌肉、关节继发性改变和相邻椎体退变增生直到压迫神经血管等，并诱发与之相关临床症状和体征的疾病。白领长期从事办公室的低头伏案工作，以及长时间使用手机、平板电脑，使颈椎长时间处于屈曲状态或者维持特定体位，造成椎间盘的压力增高，颈部肌肉长期处于受力失衡状态，导致颈后部肌肉和韧带劳损（慢性肌肉劳损是造成颈椎病年轻化的主要因素），进而影响椎体稳定。椎体前缘相互磨损、增生，易于发生颈椎病。发生颈椎病后，将会影响人们的生活质量，严重者会发生视力障碍、吞咽障碍、颈性高血压、猝倒甚至下肢瘫痪等。

临床上将颈椎病分为以下几型：颈型、神经根型、脊髓型、椎动脉型、交感神经型和混合型。颈椎病的症状复杂多样，主要表现为：颈肩背痛、头晕、头痛、恶心、上肢麻木、肌肉萎缩，严重者双下肢痉挛、行走困难，甚至四肢麻痹、大小便失禁并出现瘫痪。

由于颈椎病的病因复杂，不同分型的颈椎病症状、体征各异。在治疗时应根据不同类型、不同临床表现选择适宜的治疗方法。颈椎病运动康复治疗时要注意相关的禁忌证和注意事项，如头晕、恶心、复视、眼球震颤、构音障碍等是椎动脉型颈椎病的症状，某些动作可能会加重症状，运动治疗时应注意。

颈椎病运动康复指导

　　颈椎病的运动康复治疗手段以锻炼颈肩部肌肉力量为主。颈部肌肉牵伸及力量练习可增强颈椎区血液循环及代谢物吸收，消除水肿，解除痉挛，调节应力，减轻症状；也可增强颈部肌力，防止肌肉萎缩，提高耐受力，增强颈椎的稳定性，增加颈椎活动度，从而提高和巩固疗效，防止复发。

　　1. 放松紧张的颈部后侧肌肉

【起始位置】

坐立位，背靠椅子，双手交叉放置于颈部，双肘夹紧指向前方。

【拉伸动作】

头颈部向前屈曲，感到颈后部、背部肌肉被拉紧。

向上抬头，头部对抗手的阻力，保持 5 秒。

头颈部屈曲至极限，双手放置在颈后，但不要施力。

放松紧张的颈部后侧肌肉

重复此动作感到肌肉紧张为止，随后，保持最后一步动作的拉伸 15 ～ 60 秒。

【注意事项】

常见错误：下颌向前；双肘没有指向前方；下颌紧张；背部没有紧靠座椅。

仅在颈部和背部感到拉伸。

如果头部、咽喉、肩膀、四肢感到不适，立即停止拉伸。

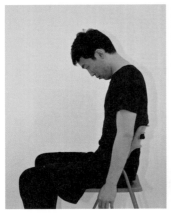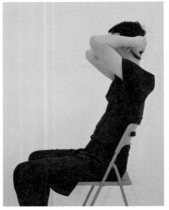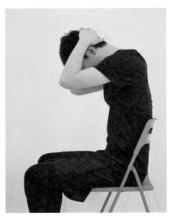

放松紧张的颈部后侧肌肉

2. 放松颈后部侧方的肌肉

【起始位置】

坐立位，背靠椅子，右手置于颈后。

【拉伸动作】

向左下肩方向低头，头颈部向前向下屈曲，颈背部感到拉伸。

向右上侧抬头，对抗右手掌和前臂的阻力，保持 5 秒。

向左下低头，头颈部向左前下屈曲至极限，可利用右手牵拉辅助。

重复此动作感到肌肉紧张为止，随后，保持最后一步动作的拉伸

15 ～ 60 秒。

放松颈后部侧方的肌肉

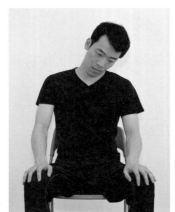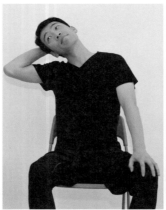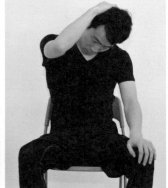

放松颈后部侧方的肌肉

【注意事项】

常见错误：下颌向前；背部没有紧靠座椅；屈曲幅度太小；下颌紧张。

仅在颈部后面和左侧突起感到拉伸。

如果在头部、咽喉、肩膀、四肢感到不适，立即停止拉伸。

3.放松颈部前侧的肌群

【起始位置】

坐立位，背靠椅子，颈轻微屈曲。右手置于颈部后面，小指压第二颈椎上，即头骨背部的凹陷部位下的底部，可以感到多节突起，右手的其他部分支持颈部。左手压在左前额，肘指向前方。

【拉伸动作】

放松下颌，并使头部向后屈曲，颈部上部会感到拉伸。

用前额对抗左手的阻力，保持5秒。

抬头，在左手的轻微推动下使头部向后屈曲至极限。

重复此动作感到肌肉紧张为止，随后，保持最后一步动作的拉伸15～60秒。

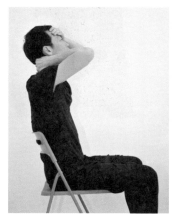 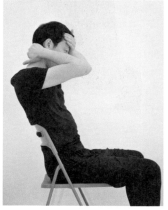 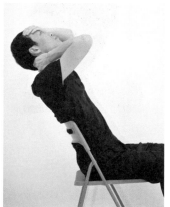

放松颈部前侧的肌群

【注意事项】

常见错误：右手小指放置位置错误；下颌紧张。

应仅在颈前部和颈上部感到拉伸。

如果在头部、咽喉、肩膀、四肢感到不适，立即停止拉伸。

4. 放松颈侧前外部的肌群

【起始位置】

坐立位，背靠椅子，右手放在头的顶部，手指放在头部左侧。

【拉伸动作】

头部向右后屈曲，头部向右旋转的同时头颈部向右后拉伸，颈前和左侧方会感到拉伸。

向左上抬头对抗右手的阻力，保持 5 秒。

向右后方屈曲，头部向右侧旋转至极限的同时，向右后侧仰，右手可轻微拉动。

重复此动作感到肌肉紧张为止，随后，保持最后一步动作的拉伸 15 ~ 60 秒。

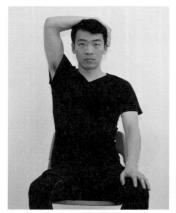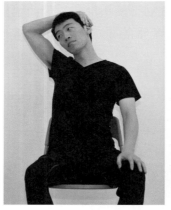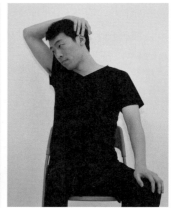

放松颈侧前外部的肌群

【注意事项】

常见错误：右手在头顶滑动；背部没有紧靠座椅；屈曲幅度太小。

仅应在颈部感到拉伸。

如果头部、咽喉、肩膀、四肢感到不适，立即停止拉伸。

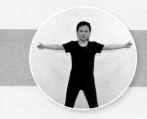

第三章

肩周炎

肩周炎概述

肩周炎又称肩关节周围炎，俗称凝肩、五十肩，是以肩关节疼痛和活动不便为主要症状的常见病症，是肩关节囊及其周围韧带、肌腱和滑囊的慢性特异性炎症。本病大多发生在 40 岁以上中老年人，好发年龄在 50 岁左右，女性发病率略高于男性，多见于体力劳动者。但是随着生活和工作的方式，目前在年轻人群中，特别是长期低头伏案工作的白领中也经常发生，主要原因是肩部肌肉韧带长期处于紧张状态，姿势不良产生的慢性致伤力造成软组织退行病变，对各种外力的承受能力减弱，进而引发肩关节周围炎的发生。其他引发肩周炎的原因包括外伤、肩外因素。如得不到有效的治疗，有可能严重影响肩关节的功能活动，对日常工作和生活造成不利影响。

肩周炎在可以分为三期。

（1）急性期：即发病早期，或称冻结前期，这一时期关节囊粘连，使肩外展受限，肱二头肌腱鞘亦有粘连而滑动困难，肩痛渐重。肩部为持续性疼痛，尤其夜间为重，影响睡眠，并向肩部周围放射，患者不敢患侧卧位；活动时，如梳头、洗脸、摸背疼痛加重，肩部压痛部位广泛。

（2）粘连期：或称冻结期，这一时期肩关节疼痛减轻，肩关节呈"冻结状态"，肩关节向各方向活动受限，梳头、洗脸、摸背、穿衣均感困难，肌肉萎缩，以三角肌为明显，可持续 3 个月。

（3）恢复期：肩痛基本消失，肩关节活动逐渐增加，炎症逐渐好转，疼痛缓解。短则一两个月，长则数年才能恢复。

肩周炎运动康复指导

肩周炎运动康复的重点在于针对疾病的不同时期，缓解疼痛、维持或增加关节活动范围，维持或增加肌肉力量，防止肌肉萎缩。

一、急性期

治疗主要是以缓解疼痛，预防关节功能障碍为目的，在不增加疼痛的情况下，适当进行肩关节运动。

1. 钟摆练习

弓箭步站立，上身前倾，与地面呈 70° 左右，手臂自然下垂，患肩放松，做前后、左右摆动练习，随着病情好转逐渐增大运动幅度。患者若疼痛较重，不能进行主动运动时，可以用对侧手托住患侧肘

钟摆练习

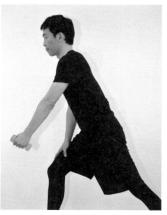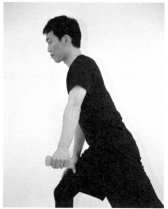

钟摆练习

部，做前后、左右摆动，增加患侧肩部的活动。前后摆动 20 ～ 30 次为一组，重复 3 ～ 5 组；然后进行左右摆动练习，次数、组数相同。

2. 环形钟摆练习

弓箭步站立，上身前倾，与地面呈 70° 左右，患肢自然下垂，对侧手扶住大腿帮助稳定躯干，患侧肩关节做顺时针方向及逆时针方向的旋转活动，范围由小到大。20 ～ 30 圈为一组，顺时针、逆时针各重复 3 ～ 5 组。

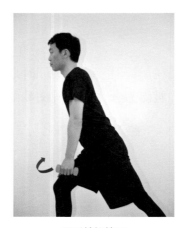

环形钟摆练习

3. 毛巾操

将毛巾放在身后，两只手分别从肩部上方和后背抓住毛巾两端，然后慢慢上下拉动，20 ～ 30 次为一组，重复 3 ～ 5 组，然后换手进行练习。

毛巾操

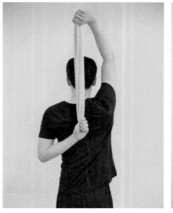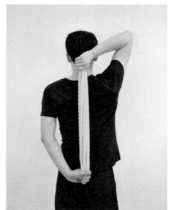

毛巾操

4. 雨伞操

双手掌心向前握住雨伞，两手间距略比肩宽，双手同时慢慢向上抬起，达到自己的最大幅度即可，然后还原。20 ～ 30 次为一组，重复 3 ～ 5 组。

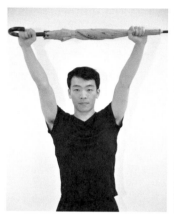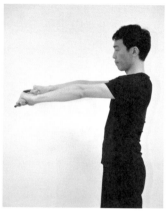

雨伞操

二、粘连期

关节功能障碍是其主要问题，疼痛往往由关节运动障碍所引起。治疗重点是恢复关节运动功能，加强运动锻炼，运动的幅度及强度应逐渐加大，以达到解除粘连、扩大肩关节运动范围、恢复正常关节活动功能的目的。

肩外旋运动

1. 肩外旋运动

背靠墙而立，患侧肘弯曲呈 90°，肘关节保持靠在墙上，外

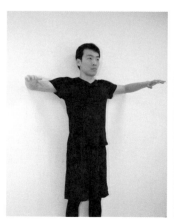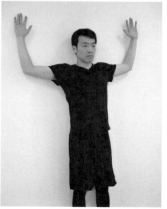

肩外旋运动

旋肩关节使前臂背面尽量贴近墙面，此动作可以增加肩关节的外旋功能。20～30次为一组，重复3～5组。

2. 拉环运动

利用肩关节活动拉环进行运动锻炼。双手分别握住滑轮的两个手柄，对侧上肢向下用力，使患侧上肢上举以锻炼患肩外展功能。20～30次为一组，做3～5组。

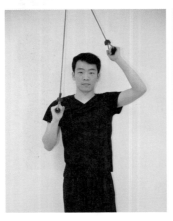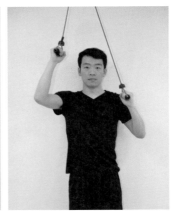

拉环运动

3. 爬墙运动

患者侧对墙站立，将患侧朝向墙面，手指触碰到墙壁并逐渐沿着墙壁向上爬行，尽量做到自己的最大幅度，然后慢慢还原。20次为一组，重复3～5组。次日再向上爬行时要力争超过前日高度，此动作主要锻炼肩关节的外展和外旋功能。

爬墙运动

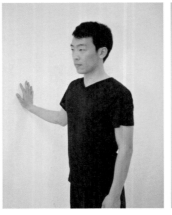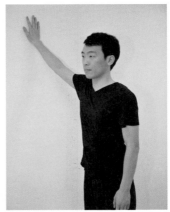

爬墙运动

三、恢复期

以消除残余症状为主，继续加强功能锻炼为原则，增强肌肉力量，恢复在早期已发生萎缩的肩关节周围肌肉的弹性和收缩功能，以达到全面康复和预防复发的目的。以下肩关节和肩带稳定肌群训练，每周训练 3 ~ 4 次。每次做 2 ~ 3 组，每组重复动作 15 ~ 20 次，用力时呼气，还原时吸气。

1.弹力带侧平举

单手握住弹力带，肘关节微曲，手臂放于体侧，由身体侧面向上抬起手臂，抬到手臂与地面平行位置。

弹力带侧
平举

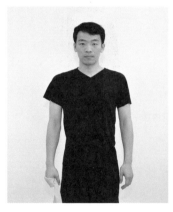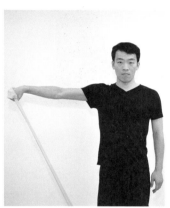

弹力带侧平举

2.弹力带肩外旋

肘关节弯曲呈 90°，上臂和躯干间夹一条毛巾，肩关节外旋时身

弹力带肩
外旋

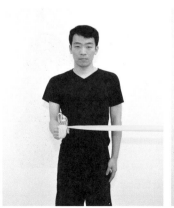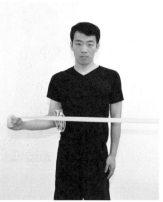

弹力带肩外旋

体不要晃动，动作幅度以毛巾不能掉落为原则。

3.弹力带肩内旋

肘关节弯曲呈 90°，上臂和躯干间夹一条毛巾，肩关节内旋时身体不要晃动，动作幅度以毛巾不能掉落为原则。

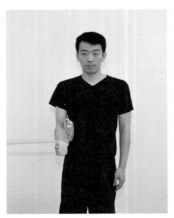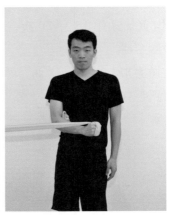

弹力带肩内旋

4.拉力器直臂划船

自然站立，背部挺直。双手在体前握住弹力带两端，屈肘，同时向后拉到肩部平面，然后还原继续。注意不要耸肩，尽量保持只有肩胛骨在活动而不是手臂在活动。

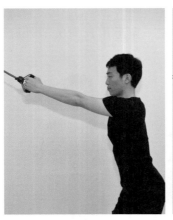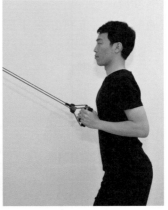

拉力器直臂划船

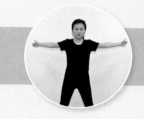

第四章
颈肩腕综合征

颈肩腕综合征的概述

颈肩腕综合征是指因坐姿与手部姿势不良所导致的颈部、肩部、腕部出现临床表现的综合征。职场白领在工作中使用电脑的频率高、时间久、姿势差，办公室桌椅不符合人体功效学，都会导致颈肩腕综合征的发生与发展。人体在坐姿不正状态下，颈肩部长时间处于静力性工作的状态，局部肌肉会因此痉挛僵硬，不仅影响颈椎和肩关节的活动功能，紧张的肌肉还可能压迫内部走行的血管和神经，引起血液循环变差和上肢麻木感。尤其是当腕关节在使用鼠标时姿势不自然，也将造成腕管对内部穿过的神经进行卡压，出现手指麻木的表现。颈肩腕综合征主要累及颈部、肩部、腕部三处关节和周围附着的肌肉、韧带组织，如果不引起重视而任其长期发展，可能转化成慢性病而影响日常工作和生活。

颈肩腕综合征运动康复指导

配备符合人体工程学的桌椅、鼠标、键盘等用品可以帮助预防颈肩腕综合征。除客观条件之外，白领人群也应当注重坐姿和手部姿势，才能真正合理有效地科学预防这一疾病。除改善不良坐姿和手部姿势之外，对于已经产生的不适症状，可以通过运动康复锻炼进行缓解。

运动康复锻炼的主要目的是通过长期小强度的锻炼拉伸颈、肩、腕部周围的肌肉韧带，扩大关节的活动范围，缓解肌肉酸痛，降低其对运动系统的不利影响。

颈肩腕综合征患者各个部位的运动康复锻炼应以"单次短时间、长期多坚持"为原则，每日做 2 组，每组重复动作 10 次，在自身可耐受的范围内进行。

一、颈部练习方法

1. 颈后伸扩胸

站立位，双足分开与肩同宽，挺胸抬头，目视前方。运动时，颈部后伸伴头部后倾，同时肩关节外展 90° 时伸肘，完成扩胸动作。待颈部后伸、扩胸至极限位置，保持 10 秒。做此动作时尽量背靠墙面，防止后仰跌倒。

颈后伸扩胸

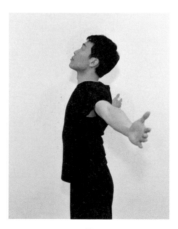
颈后伸扩胸

2. 颈侧屈拉伸

坐位，挺胸抬头，目视前方。运动时，左手指经过头部顶端按于右侧颞部，向左侧拉伸头部，头部自然向左侧下垂，左耳极力贴近左肩，颈部随之侧屈至最大活动度，保持 5 秒。左右交替进行。

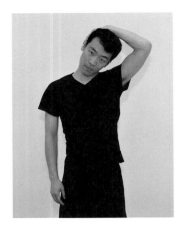

颈侧屈拉伸

3. 颈后视旋转

坐位，双侧前臂置于办公桌上，肘关节贴紧桌面，固定上半身。运动时，向左后方转动头颈部，尽量回视，待到达极限后停留 5 秒，返回中立位。左右交替进行。

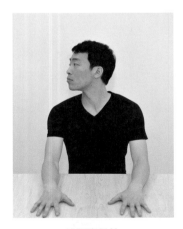

颈后视旋转

二、肩部练习方法

1. 肩部外展击掌

站立位，双足前后分站呈弓步，挺胸抬头，目视前方。运动时，双侧上肢侧方外展、上举至超过头部，并于头顶完成击掌动作后，沿侧方缓慢下落至原位。

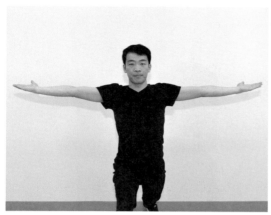
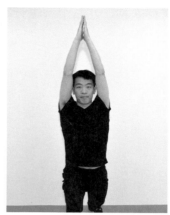

肩部外展击掌

2. 肩部环转

站立位，双足前后分站呈弓步，挺胸抬头，目视前方。运动时，双侧上肢前屈、上举至耳旁，从后方匀速下落，整个过程中环转保持匀速，环转一圈的时间控制在 5 秒左右。

肩部环转

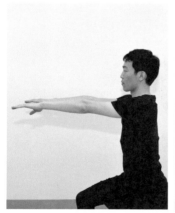
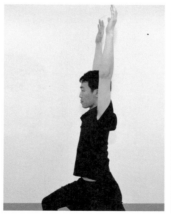
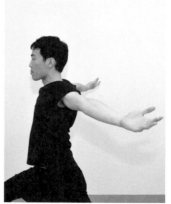

肩部环转

三、腕部练习方法

1. 腕部屈曲

坐位，左前臂贴紧胸廓，屈肘，左掌心朝向面部。运动时，左腕主动屈曲，同时右手掌心按压于左手背，施力辅助左腕部屈至极限

腕部屈曲

位，保持 5 秒。左右交替进行。

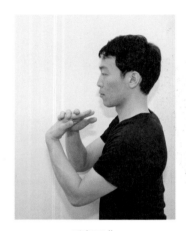

腕部屈曲

2. 腕部外伸

站立位，左上肢贴体侧前屈，伸肘，掌心向上。运动时，主动完成左侧伸腕动作后，右手握左手四指，右手拇指固定左手掌指关节处，协助左手完成伸腕至极限位，保持 5 秒。左右交替进行。

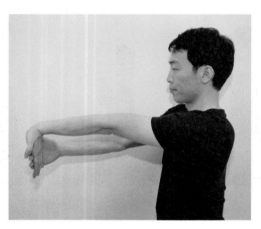

腕部外伸

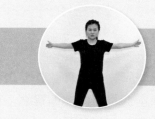

第五章

肱骨外上髁炎

肱骨外上髁炎的概述

肱骨外上髁炎，也叫做网球肘，是一种肱骨外上髁处，伸肌总腱起点附近的慢性损伤性炎症，因在网球运动员中多发而得名。过度使用上肢的人群都容易诱发该疾病，特别是前臂作旋前和屈伸肘、腕关节的劳动者，多为白领、家庭主妇、水电工、木匠和网球与羽毛球运动员等。反复伸、屈腕关节，尤其是用力伸腕又需同时前臂旋前、旋后活动，因伸肌群反复收缩或受牵扯，引起伸腕肌群肱骨外上髁附着处、局部滑囊或关节囊的慢性损伤。

初期感觉肘外侧酸重和轻微疼痛，或仅在用力伸腕和前臂旋前、旋后活动时局部疼痛；运动停止后疼痛缓解，再重复上述动作时又出现疼痛。病情发展时，疼痛加重，肘外侧持续性疼痛，并可向前臂放射；肘关节运动受限，患肢无力，拧毛巾、反手击球、提拿重物时疼痛加重。肱骨外上髁的背侧、肱桡关节和桡骨小头处有压痛。

肱骨外上髁炎运动康复指导

肱骨外上髁炎运动康复的重点在于急性期休息制动肘关节、缓解疼痛，避免过多地使用患侧，保持肩关节正常活动，避免肌肉出现失用性萎缩。急性期过后可通过拉伸软组织来缓解肌肉疼痛和不适，锻炼前臂肌肉力量来加强和保持上肢的功能。

1. 前臂伸肌松解

患者站立位，泡沫轴放在墙上，将患侧肘关节处置于泡沫轴上，然后沿着肘关节外侧轻轻滚动泡沫轴，直到疼痛缓解。每次 5 分钟，每天 3 次。

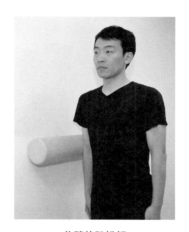

前臂伸肌松解

2. 自我前臂松解

健侧大拇指点按患侧肘关节外侧疼痛部位，轻微的揉搓与按压，直至疼痛得到缓解。每次 5 分钟，每天 3 次。

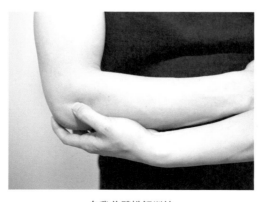

自我前臂松解训练

3. 自我牵拉前臂伸肌

向前伸直手臂，掌心向下，腕关节放松、向下屈曲，健侧手抓住患侧手，向下拉拽，使前臂伸肌受到牵拉。每次 15 秒，每组 10 次，每天 3 组。

自我牵拉
前臂伸肌

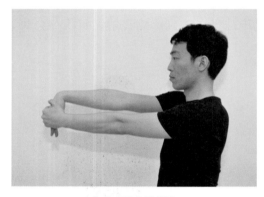

自我牵拉前臂伸肌

4. 强化伸肌力量

前臂放松伸直，掌心向下，手握哑铃，向上抬起，缓慢放下，恢复原位，每组 10 次，每天 5 组。

强化伸肌
力量

肱骨外上髁炎与不正确的用力方式和肌肉的过度使用有关系，康复应该从松解、拉伸和强化力量入手。患者应该根据自己的情况，充分利用身边的物品，选择合适的次数和强度，以达到最佳的治疗效果。

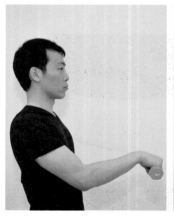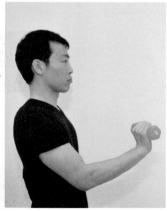

强化伸肌力量

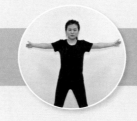

第六章

腕管综合征

腕管综合征概述

　　腕管综合征是指正中神经内部压迫引起的疾病。腕管是腕部的一个骨—纤维隧道，内包含9条肌腱，正中神经位于其中，任何导致腕管内部体积增加的因素都有可能导致正中神经受到压迫，而产生麻木和疼痛。白领在日常工作中，长时间敲打键盘和使用鼠标，过度地使用和屈伸腕关节增加腕管内部的压力，从而使得正中神经受到压迫。女性比男性更易患此病，绝经期前后和妊娠期妇女由于体内激素水平的改变，会刺激肌腱滑膜增生，使腕管内容物增多，造成腕管内压力增加而压迫正中神经。

　　正中神经支配拇、食、中指及无名指尺侧，所以受压症状主要包括手指麻木、刺痛或者大鱼际麻痹等。随着病情进展，患者感到手部钝痛，抽筋感以及无力，持物时经常掉落地上。部分患者渐感大鱼际肌萎缩，拇指对掌无力。影响患者的日常生活和工作能力。

腕管综合征运动康复指导

　　在日常生活工作中白领人群要注意保护腕关节，减少重复的腕部的弯曲动作，适当的休息。轻、中度患者应该选择非手术的方法来治疗该疾病，运动康复训练的目的是针对腕关节和手掌的肌力、软组织柔韧性及正中神经的松动放松。通过这些有针对性的活动来改善软组织的弹性，加强肌肉的力量，减轻腕部的炎症反应，降低疼痛和麻木。患者应该根据自己的情况，充分利用身边的物品，选择合适的次数和强度，以达到最佳的治疗效果。

1. 掌指屈伸

手掌伸直、侧立，腕关节向上弯曲，到达极限位，保持 5 秒；向下弯曲，到达极限，保持 5 秒。

手掌放平，腕关节向上弯曲，到达极限位，保持 5 秒，向下弯曲，到达极限，保持 5 秒。

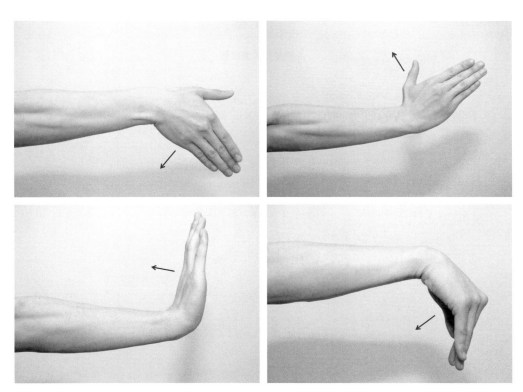

掌指屈伸

2. 手指和腕关节拉伸

手指和腕关节伸直，掌心朝下，健侧手抓住患侧手指的远端，向下方拉伸，持续 5 秒，感到腕关节和手指紧张。

　　手指和腕关节伸直，手掌朝下，健侧手抓住患侧手指的远端，向上方拉伸，持续 5 秒，感到腕关节和手指紧张。

　　动作每组做 10 次，每天 4 组。

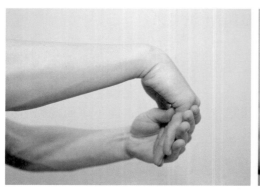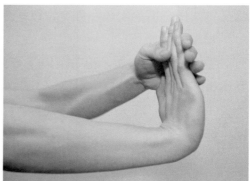

手指和腕关节拉伸

3. 手指和腕关节肌力练习

　　手指和腕关节的肌力训练应进行大鱼际肌和掌内肌的力量训练，而不是前臂肌群。

手指和腕关节肌力练习

　　手掌朝上握住球或者矿泉水，手腕发力，使得腕关节屈曲，然后缓慢回到原位。

　　手指朝下握住球或者矿泉水，手腕发力，使得腕关节背伸，然后缓慢回到原位。

　　动作每组做 10 个，每天 2 组。

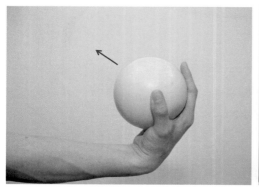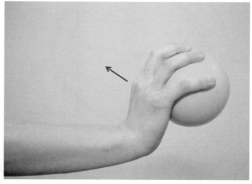

手指和腕关节肌力练习

4. 松动正中神经

松动正中
神经

手臂伸直、侧举，与躯干呈大约 110°。手掌保持向上，动作如同托盘子一样。手掌向下活动，感受到腕关节处的紧张，持续 10 秒，重复 4 ~ 5 次。颈部也可以同时向对侧弯曲来加强手腕处的效果。

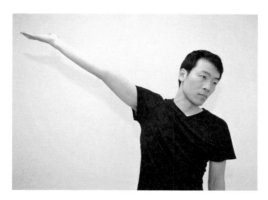

松动正中神经

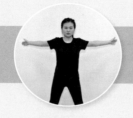

第七章

桡骨茎突狭窄性腱鞘炎

桡骨茎突狭窄性腱鞘炎的概述

桡骨茎突狭窄性腱鞘炎是拇短伸肌和拇长展肌腱在桡骨茎突部腱鞘内长期相互反复摩擦，导致肌腱与腱鞘产生无菌性炎症反应，局部出现渗出、水肿和纤维化，鞘管壁变厚，肌腱局部变粗，继而引发临床症状的一种劳损性疾病。本病多见于拇指或腕部活动频繁人群，如家庭主妇和手工操作者，哺乳期女性由于产后无力，体内激素水平变化，刺激肌腱滑膜增生，更易患本病。在白领人群中拇指长期固定于一个位置，反复用力活动，如玩手机、打字等是引起该病的主要病因。

其临床表现主要为腕关节外侧疼痛，逐渐加重，可向上下放射，无力提重物，拇指功能受限，久病可见大鱼际萎缩，皮肤无菌性炎症。在其余四指握住拇指前提下，腕关节向小拇指侧弯曲时，疼痛加重即为阳性体征。病情严重时会影响患者的日常生活和工作能力。

桡骨茎突狭窄性腱鞘炎运动康复指导

在生活和工作中应该保持姿势正确，避免发生过度劳损。在进行家务劳动时，要注意手指、手腕的正确姿势，不要过度弯曲或后伸；提拿物品不要过重；手指、手腕用力不要过大。对于长期伏案办公人员来说，应采用正确的工作姿势，尽量让双手平衡，手腕应接触实物，不要悬空。疾病发生后，除了药物、注射疗法和手术外，运动康复训练在腱鞘炎治疗中起着重要作用。在桡骨茎突狭窄性腱鞘炎急性期，以制动、休息、缓解疼痛为主要目的。急性期过后，运动康复重点在于通过加强手腕周围肌肉力量，防止肌肉萎缩，保持手与腕关节的活动度，维持正常的功能。

1. 牵拉手腕手指

前臂向前伸直，患侧手腕向下弯曲，健侧手抓住手部远端，通过按压手指与手腕来上下拉伸手臂肌肉，每次 15 秒，每组 10 次，每天 3 组。

牵拉拇短伸肌和拇长展肌，拇指弯曲，四指握拳包住拇指，肘伸直，手腕向小指侧偏，牵拉受累肌肉、肌腱，每次 15 秒，每组 3 次，每天 3 组。

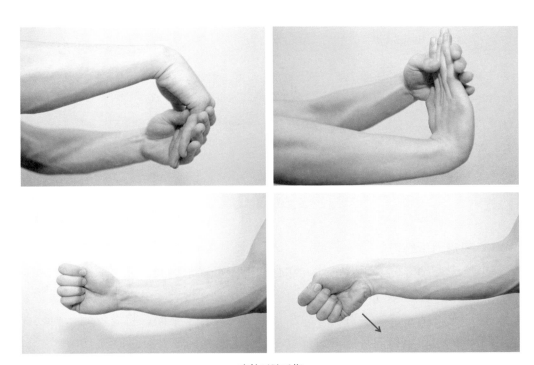

牵拉手腕手指

2. 腕关节力量练习

坐位或者站立位，手臂前伸，掌心朝上，抓住哑铃或者一瓶水，向上抬起腕关节，缓慢放下，每组 10 次，每天 3 组。

坐位或者站立位，手臂前伸，掌心朝下，抓住哑铃或者一瓶水，向上抬起腕关节，缓慢放下，每组 10 次，每天 3 组。

坐位或者站立位，手臂前伸，掌心朝上，抓住哑铃或者一瓶水，左右移动腕关节，缓慢恢复到原位，每组 10 次，每天 3 组。

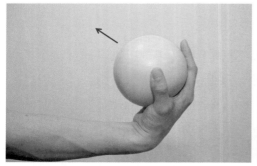 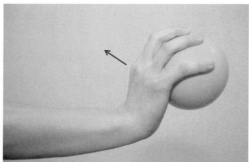

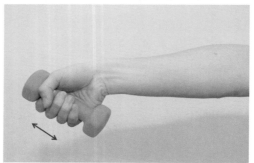

腕关节力量练习

3. 手指力量练习

坐位或者站立位，手臂前伸，掌心朝下，可置于桌面，抓住球后向中间挤压，每次 10 秒，缓慢松开，每组 10 次，每天 3 组。

坐位或者站立位，手臂前伸，掌心朝上，可置于桌面，将橡皮筋套在手指外侧，手指向外张开，保持每次 10 秒，缓慢放松，每组 10 次，每天 3 组。

手指力量练习

4. 手指灵活性练习

坐位或者站立位，手臂前伸，掌心朝上，可置于桌面，拇指分别触碰其余手指指尖和指根部位，然后回到原位，每组 10 次，每天 3 组。

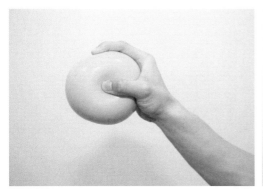
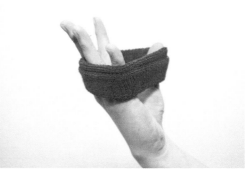

手指力量练习

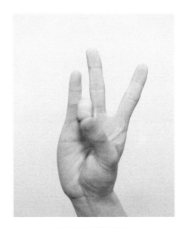

手指灵活性练习

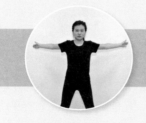

第八章

手指关节炎

手指关节炎的概述

　　手指关节炎是骨性关节炎的一种，以多关节病变为主。骨关节炎是一种退行性病变，多发于老年人群。但是随着生活节奏的加快、行为习惯和劳动方式的改变，越来越多的年轻人也开始承受着关节炎对健康的损害。白领人群长期坐在办公室里使用键盘鼠标时，手指始终处于密集、细碎的小幅度屈伸状态，这种指间关节的运动模式，既加速了关节软骨的磨损，又不能达到真正活动关节之目的，日积月累则成为手指关节炎形成的重要因素。

　　临床表现为手指指间关节疼痛、屈伸不便，少数可伴有肿胀和压痛。指间关节可出现增生的骨性结节。这种疾病往往导致患者的手指健康受到极大的影响，引起手指活动不便，影响日常生活与工作。

手指关节炎运动康复指导

　　手指的指间关节是拇指指间关节、其余四指近侧指间关节（第一指间关节）和远侧指间关节（第二指间关节）的合称。日常办公室工作中，较少涉及指间关节的大幅度运动，而主要完成敲击键盘、点击鼠标的活动功能。"用进废退"规律导致了白领人群手指关节的退化，可在休息时做简单的手指康复运动，包括手部肌肉力量锻炼和拉伸，可以减缓关节退化的速度，缓解临床症状。

手指关节康复运动可在每个小时的休息时间内进行，每天数次，每次 2 组，每组 10 个，坚持长期练习。

1. 双手握拳

坐位，屈肘，掌心向上。运动时，靠近指尖的关节先弯曲，待指尖贴紧手掌后用力握拳，保持 10 秒后，放松手掌。

双手握拳

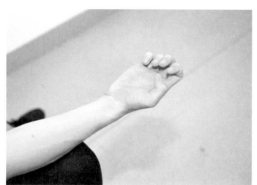 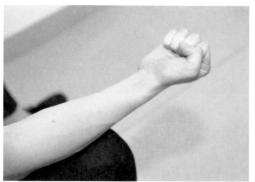

双手握拳

2. 双手对撑

坐位，肩部略外展，屈肘，双手掌相对合十。运动时，双手掌根先分离，其次掌心分离，双手手指掌侧贴紧，依靠支撑力量完成手指关节后伸动作，保持 10 秒后，放松手掌。

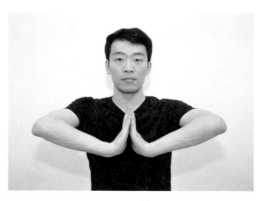

双手对撑

3. 双手交叉

坐位，肩部略外展，屈肘，双手手指依次交替插入指缝间。运动时，肩关节内收，伸肘，掌心推向前方，待活动至极限位后，保持10秒，放松手掌。

双手交叉

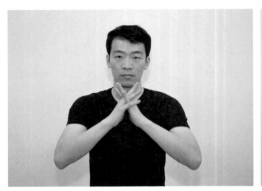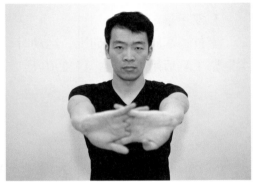

双手交叉

4. 握力器练习

坐位，借助握力器练习手指屈指力量，握紧至极限位后，保持10秒，放松手掌。

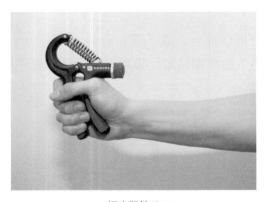

握力器练习

5. 橡皮筋练习

坐位，五指伸直，指尖聚拢。将橡皮筋套在五指上，用力将聚拢的五指打开，并保持 5 秒。开始练习时，稍感觉到橡皮筋的阻力即可，待动作熟练、力量增长后，可适当调整橡皮筋数量，以维持一定的对抗阻力。

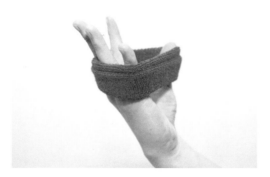

橡皮筋练习

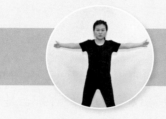

第九章
腰椎间盘突出症

腰椎间盘突出症概述

腰椎间盘突出症是指腰椎间盘退行性改变，纤维环破裂和髓核组织突出，刺激压迫马尾神经、神经根所引起的一种综合征，是腰腿痛最常见的病因之一。白领人群长时间的坐位工作容易诱发此病。办公室用电脑时多采用前倾耸肩、含胸坐姿，再之双手前伸以及伏案等姿势，使脊柱的负担加重。其他有害的坐姿还包括靠着椅背仰躺、趴着睡觉，长期在不良姿势下工作的结果就是脊柱包括椎间盘退行性变的加速，是造成腰椎间盘突出发生的潜在风险因素。

本病常见临床表现为不同程度的腰痛、下肢放射性疼痛、小腿足部的麻木感、腰部活动受限、脊柱代偿性侧弯。症状轻者给工作、生活带来不便，重者可导致瘫痪，给社会、家庭、个人造成严重危害。

腰椎间盘突出运动康复指导

平时我们运动时要注意对腰部的保护，合理运动，要注意以下事项。

（1）腰部损伤应及时、正确治疗。切不可继续训练，以免反复损伤，迁延难愈。

（2）在进行训练之前，要有充分的准备活动。无论何种体育运动，在正式开始前均应对脊椎、四肢进行由小幅度到大幅度、由慢到快的准备活动，以腰部充分活动、四肢关节灵活为度。

（3）在训练中，应合理安排腰部运动量，运动量应由小到大，循序渐进，并在运动中有一定时间的间歇，以避免腰部过度疲劳。

（4）在腰部负荷较大的体育运动中，应加强腰部保护措施。如进行举重等运动时，应佩带腰带或弹性的腰围。其不仅能够起到加强腰部肌肉力量的作用，而且可适当限制腰椎的过伸或过屈活动，从而起到一定的保护作用。

针对腰椎间盘突出症，运动康复的重点在于加强腰背肌张力的功能性练习，改变和纠正异常力线，增强韧带弹性，活动椎间关节，维持脊柱正常形态。可以采用以下运动方法。

1. 半俯卧撑

俯卧位，双手置于肩部两侧，掌心向下，全身放松。以两髋部为支点，双上肢逐渐用力撑起身体上部，使腰脊柱后伸。待双臂完全伸直后略停片刻，然后松臂撤力，使身体回落，恢复至准备姿势。腰椎间盘突出症急性期、腰痛较剧者禁用。

半俯卧撑

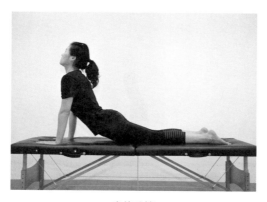
半俯卧撑

2. 弓虫伸腰

俯卧屈膝位，两臂前伸，掌心向下，全身放松。两臂沿床面后移，肘关节屈曲，以肘膝部为支点，肩髋部为轴，支撑起身体，同时屈膝屈髋至极限，使臀部后坐，腰部后弓。略停片刻后，使身体重心前移，腰部向下，双肘臂沿床面前移，使脊柱从腰到背、颈依次伸展，身体回落恢复预备姿势。

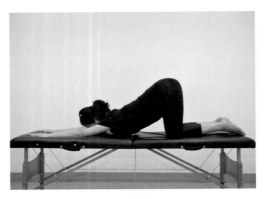

弓虫伸腰

3. 直腿抬高

仰卧位，双下肢伸直，双手置于身体两侧，掌心向下，全身放松。单侧下肢在膝关节伸直的情况下缓缓抬起，当抬高至最大限度时，稳定片刻，然后缓慢下落，恢复至准备姿势。可单侧肢体操作，也可双侧交替操作。腰椎间盘突出症急性期、急性腰扭伤、腰椎滑膜嵌顿者慎用。

直腿抬高

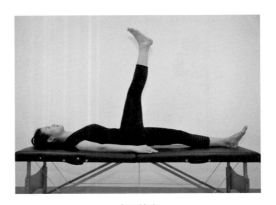

直腿抬高

4. 垫拳摆髋

仰卧位，屈膝屈髋，两腿并拢。双足掌着于床面，双手握拳置于腰部脊柱两侧（拳背朝上，食指、中指、无名指掌指关节背侧与腰旁肌肉外缘相接触）。

双下肢主动发力进行左右摆动，使垫于腰部两侧的双拳对腰部及局部穴位形成局部性按压刺激，在摆动的过程中可根据需要上下移动双拳，调整刺激的部位。本法也可单侧使用。腰椎间盘突出症急性期、急性腰扭伤者禁用。

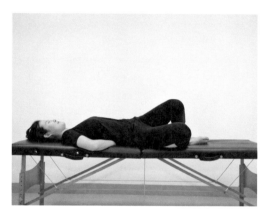

垫拳摆髋

5. 伸髋舒腰

仰卧位，一侧上肢屈肘抬肩将小臂置于枕后部，另一侧手臂伸直，双下肢伸直放松。将置于头后小臂同侧的下肢屈髋屈膝，外展外旋髋关节至最大限度时伸髋伸膝，然后再屈髋屈膝并略内旋髋关节，使髋关节得到圆周式运转。可两侧交替操作，也可单独一侧操作。髋关节疼痛较剧、急性腰扭伤、损伤者慎用。

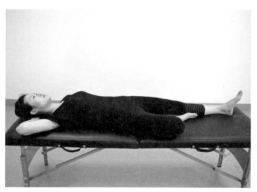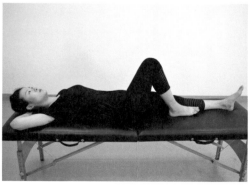

伸髋舒腰

6. 侧方击拳

仰卧位（以向右方击拳为例），右上肢伸直置于体侧，右下肢伸直放松，左上肢屈肘握拳，左下肢屈髋屈膝，足掌置于床面。

左拳经体侧向身体的右侧击出，击拳的同时要带动身体向右侧扭转，左足则踏床助力，当拳势击尽，略停片刻，然后身体左转，顺势收回击出的左拳，恢复预备姿势。右侧同之。腰椎间盘突出症急性期、急性腰扭伤等禁用。

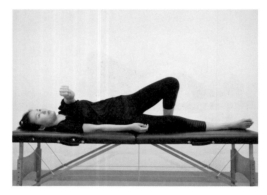

侧方击拳

7. 撑体震腰

仰卧位，双手置于身体两侧，掌心向下，双下肢屈髋屈膝，足掌置于床面。双侧手臂微用力上撑，使腰臀部离开床面，略停片刻，放松腰臀部，使其自然落于床面，以震荡腰部。腰椎间盘突出症急性期、急性腰扭伤等禁用。

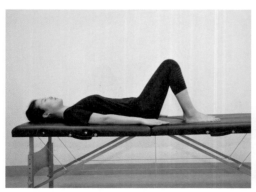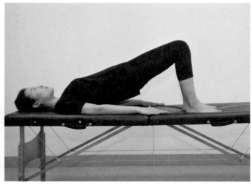

撑体震腰

8. 飞燕点水

俯卧位，两臂平放于身体两侧，双下肢伸直。以腹部为支撑点，双下肢尽力后伸的同时，头与身体上半部尽力上抬，像燕子点水一样，俗称"两头翘"。本动作可反复操作数次。因难度较大，应酌情练习。腰痛较剧、腰部活动受限者禁用。

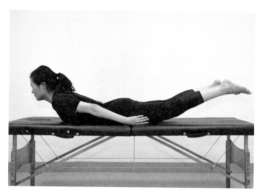

飞燕点水

患者可根据身体状况及病情的需要，选择以上动作进行锻炼，每个术式动作做 4 次、8 次或 16 次，亦可选择适于自己的术式反复为之。每日锻炼 1 ～ 2 次，每次时间以不超过 30 分钟为宜。

9. 坐位腰背伸展

坐位，挺直腰部，双臂于体侧屈肘 90°，握拳，双肩后展。

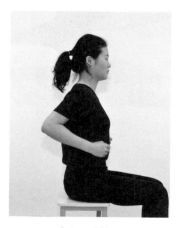

坐位腰背伸展

10. 深呼吸

该方法需结合胸肌牵伸和腰背伸展。坐位，挺腰，双手十指交叉放于枕后部，双肩后展，深吸气，还原后呼气，重复数次。

深呼吸

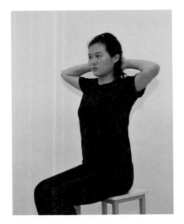

深呼吸

11. 俯卧位腰背伸展

俯卧位，胸腹部上软垫，头向后伸，同时双手后上举。

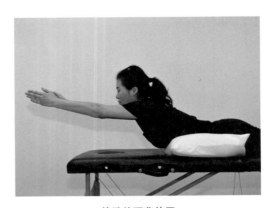

俯卧位腰背伸展

12. 改善腰伸肌和臀大肌功能的训练

患者跪位，双手撑于床面，一侧下肢保持膝跪位，另一下肢于屈膝状态下抬髋，左右交替进行。

改善腰伸肌和臀大肌功能的训练

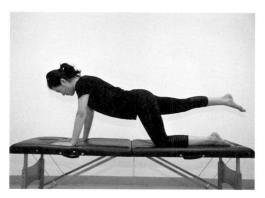

改善腰伸肌和臀大肌功能的训练

13. 等长牵伸腹肌

仰卧位，双下肢并拢，足背绷直，双下肢离开床面屈髋，双膝屈曲成90°，双手交叉放于腹部，头向上抬起。

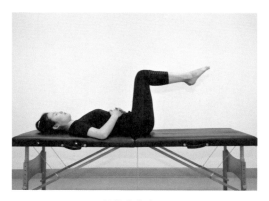

等长牵伸腹肌

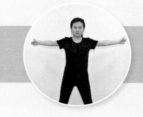

第十章

腰肌劳损

腰肌劳损概述

　　腰肌劳损是腰部肌肉及其附着点筋膜或骨膜的慢性损伤性炎症，又称功能性腰痛、慢性下腰损伤、腰臀肌筋膜炎等，是腰痛的常见原因之一。腰部是人体的中点，关节承受的力量大。白领人群长时间坐位工作，加之坐姿不良，脊柱长时间处于半弯状态，腰背肌肉紧张，易产生劳损，形成无菌性炎症，刺激神经末梢，引起腰部疼痛。此外，年轻女性由于工作需要，长时间穿着高跟鞋，造成骨盆前倾，增加了腰屈肌及竖脊肌负荷，也是导致慢性腰肌劳损的潜在风险因素。

　　腰肌劳损的主要症状是腰或腰骶部胀痛、酸痛，反复发作，疼痛与劳累程度有关，如活动量大时加重，休息后可减轻。长期反复发作，可使肌纤维变性，甚而少量撕裂，形成瘢痕、纤维条索或粘连，遗留长期慢性腰背痛。

腰肌劳损运动康复指导

　　在平时，白领人群应有目的地加强腰背肌肉的锻炼，如做一些前屈、后伸、左右腰部侧弯、回旋以及仰卧、起坐的动作，增加腰部力量，加强韧带。

肥胖者应减肥，以减轻腰部的负担。注意自我调节，劳逸结合，避免长期固定在一个动作上和强制的弯腰动作。

腰肌劳损的康复重点在于避免过劳、矫正不良体位。加强腰背肌锻炼，防止肌肉张力失调。针对腰肌劳损的自我锻炼方法如下，这些运动康复方法简单易行，平时经常可以在家和工作地点练习。

1.腰部回旋

两腿开立，稍宽于肩，双手叉腰，调匀呼吸。以腰为中轴，胯先按顺时针方向，做水平旋转运动，然后再按逆时针方向转动，速度由慢到快，转动的幅度由小到大，顺、逆交替回旋各 8 次。注意上身要基本保持直立状态，腰随胯的旋转而动，身体不要过分地前仰后合。

腰部回旋

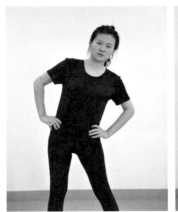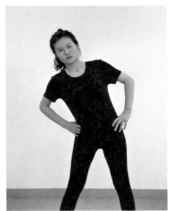

腰部回旋

2.腰部前屈后伸

两脚分开与肩同宽并站立，两手叉腰，腰部充分前屈、后伸，各 4 次，训练时要尽量使腰部肌肉放松。

3.仰卧抱膝

笔直的仰卧位。弯曲两膝，使小腿与地面平行，两手抱住两膝，两膝相合的间隙处正对着脊柱，然后用力弯曲两肘使两膝快速接近下颌或前额或胸部。放松，还原到用力前的位置。这个动作每组做 30 ~ 50 次，每日可做数组。

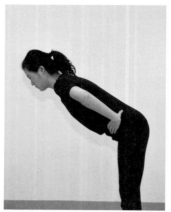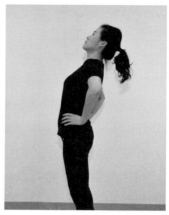

腰部前屈后伸

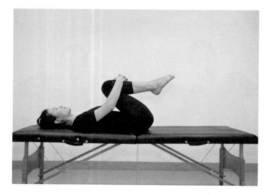

仰卧抱膝

4. 拱桥锻炼

仰卧，双腿屈曲，以双足、背部为支点（三点支撑）用力向上

拱桥锻炼

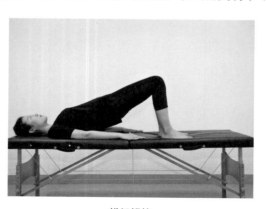

拱桥锻炼

挺腰、将臀部抬高，如拱桥状，随着锻炼的进展，可将双臂放于胸前，仅以双足和头后部为支点进行练习。保持数秒，再慢慢复原为仰卧。重复20～40次。

5.飞燕锻炼

俯卧，手脚伸直，胸和脸贴于床面，手、头、胸、脚慢慢地往上翘，保持数秒，再复原到俯卧。每天重复10次。

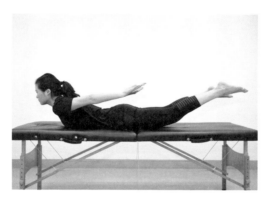

飞燕锻炼

6.坐姿转体

坐位，膝盖弯曲，双臂在胸前伸直，双脚微微抬起，背部挺直和地板面成约75°。腹部紧缩拉动身体、扭动的躯干，双臂伸直，随着腰腹的转动向左、右摆动。

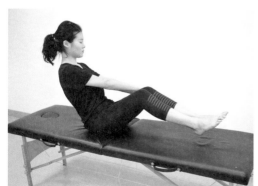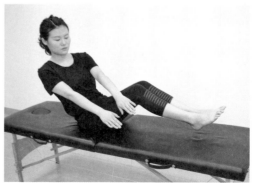

坐姿转体

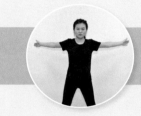

第十一章

膝骨关节炎

膝骨关节炎的概述

膝骨关节炎是由膝关节软骨退行性改变导致软骨破坏，同时伴有周围骨质增生表现，也称为退行性膝关节炎。膝关节使用过度、肥胖等原因造成的关节负荷过重，可促进关节软骨退行性变化的发生。虽然膝骨关节炎好发于年龄偏大的人群，但是膝骨关节炎发病正朝着年轻化的方向发展。白领人群工作时以坐位为主，肥胖造成关节负荷过大，膝关节活动少，下肢尤其膝部周围血液循环变慢，关节腔内部滑液分泌减少，将导致关节软骨间摩擦力增大，软骨磨损、营养不足而提前退化，同时可伴有轻度的骨质增生，最终诱发疼痛肿胀、关节僵硬等一系列临床症状。

膝骨关节炎运动康复指导

适量的膝关节运动对预防膝骨关节炎十分重要，运动可以起到维持关节活动度、促进关节腔滑液分泌、改善局部血液循环、加快炎症物质代谢、维持和增加膝关节周围肌肉力量的作用。

膝骨关节炎的运动康复重点在于减少关节负重，增强膝关节周围肌肉力量，保持关节稳定。在选择运动方式时，应该避免做对膝关节冲击、摩擦严重的活动，注重轻柔的关节活动度练习。膝骨关节炎康复运动可在每日进行 2 次，每次 2 组，每组 10 个。

1. 股四头肌拉伸

站立位，双足并拢，挺胸抬头，目视前方。运动时，以左脚支撑地面，右髋伸直如常，右膝关节屈曲。左手扶于桌面固定身体平衡，右手握右脚腕并上拉，使右足跟靠近臀部，此时右大腿前侧可产生牵拉感，保持 10 秒后恢复双脚站立位。左侧股四头肌拉伸时，方法同右侧。

股四头肌拉伸

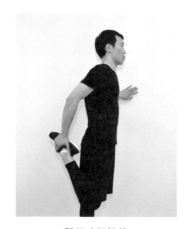

股四头肌拉伸

2. 腘绳肌拉伸

坐位，左腿屈膝、屈髋成 90°，右腿膝关节自然伸直，右足跟着地，双手掌心置于右膝关节，有节奏向下按压膝盖，缓慢弯腰，此时可感觉大腿后侧肌肉受到牵拉。左侧腘绳肌拉伸时，方法同右侧。

3. 股四头肌力量练习

坐位，双腿屈膝、屈髋成 90°，挺胸抬头，目视前方，沙袋固定于脚踝。运动时，尽量伸直膝关节，保持 10 秒后，缓缓下落至原位。左右交替进

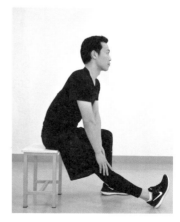

腘绳肌拉伸

行。沙袋重量应根据个人实际情况设定，以稍觉吃力并引起肌肉轻微酸痛为宜。

股四头肌
力量练习

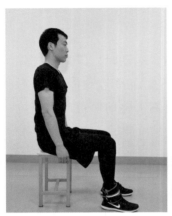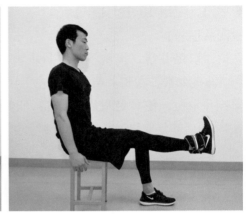

股四头肌力量练习

4. 腘绳肌力量练习

站立位，双足并拢，挺胸抬头，目视前方，沙袋固定于右脚踝。运动时，双手可支撑于墙面维持平衡，此时屈右膝至极限位置，保持 10 秒后，缓缓下落至原位。左侧腘绳肌力量练习时，方法同右侧。

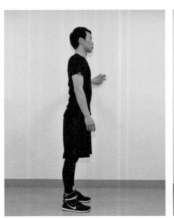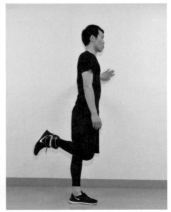

腘绳肌力量练习

5. 靠墙深蹲

站立位，背部贴紧墙面，双足分开，与肩同宽，挺胸抬头，目视前方。运动时，保持背部贴紧墙面，下蹲至髋、膝关节成 90°，保持 30 秒后，恢复站立位，休息 10 秒后，重复此动作。

靠墙深蹲

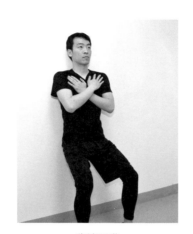

靠墙深蹲

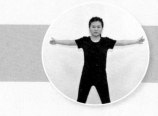

第十二章
电脑性眼病

电脑性眼病概述

电脑性眼病是由于长时间使用电脑引发视觉疲劳进而产生的一系列综合征。现代生活和工作方式的改变，白领人群长时间的近距离工作或使用电脑、手机，使双眼处于持续的调节集合状态，睫状肌长时间的收缩而致痉挛，内直肌处于持续收缩状态，引起了眼部疼痛、头晕、眶周疼痛等不适。光环境不健康，电脑屏幕背景光源加重对眼视觉负担，容易产生疲劳。由于眼睛本身的原因，35 岁以上的中年人，晶状体弹性减小，睫状肌调节极易疲劳，故常出现眼涩、眶周疼痛等症状。视觉的疲劳会影响大脑，形成脑疲劳，令身体整体功能下降，严重者情绪低落，可能导致其他更严重的后果。

电脑性眼病运动康复指导

在平时工作和生活中，使用电脑或者手机时间不可持续过长，应每半小时起身离开电脑或手机，举目远眺，按摩眼睛周围的穴位，使紧张的睫状肌、内直肌、瞳孔括约肌得到充分的休息和调整，使紧张的大脑得到放松。为了避免反光，电脑不应放置在窗户的对面或背面，荧光屏应在视线之下，不要在黑暗中看电脑或者手机，以免黑白反差对眼睛造成损害。

针对电脑性眼病的运动康复重点在于激活眼球运动的中枢，采用适度的眼部运动和手法调节恢复眼球运动功能，缓解眼肌疲劳，使不断缩小的视野扩大。

一、眼部视野运动

1. 眼球左右视野运动

两臂平伸成一条线，双手握拳。运动时两臂向身前靠拢，夹角成60°，十指依次伸出，头不要动，仅眼球做左右运动。先将眼睛焦点集中于左手拇指指尖，然后集中于右手拇指指尖，以此类推，依次移向左手食指指尖、右手食指指尖、左手中指指尖、右手中指指尖、左手无名指指尖、右手无名指指尖、左手小指指尖、右手小指指尖。每日1次，每次1分钟。

眼球左右视野运动

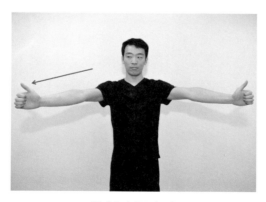

眼球左右视野运动

2. 眼球上下视野运动

两臂伸直，两手握拳，拳心相对。双臂一上一下夹角成60°，一臂高过头，一臂低于腹，十指依次伸出。头不动，眼球先看上方手的拇指指尖，再看下方手的拇指指尖；然后依次看食指、中指、无名指、小指指尖。两臂位置每隔30秒换一次，每日1次，每次1分钟。

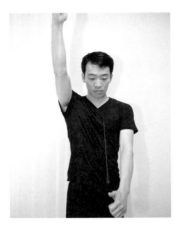

眼球上下视野运动

3. 眼球斜视视野运动

两臂伸直，一手斜上方、一手斜下方展开，成一直线。掌心相对，双手握拳，十指依次伸出。头不动，眼球先看斜上方手的拇指指尖，再看斜下方手的拇指指尖；然后依次看食指、中指、无名指、小指指尖。两臂每30秒换一次，每日1次，每次1分钟。

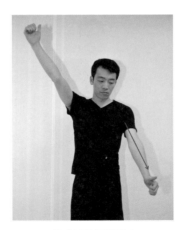

眼球斜视视野运动

4. 近视远望

平静站立，凝视远方目标，两手自体侧缓缓抬至体前，掌心朝向面部，当掌与眼相距20～25厘米（约为成人两个至两个半横拳的距离）时，将远望的目光缓缓移至掌面，目光注视掌纹，凝视片刻（应努力争取看清掌面的纹理）之后。两手翻掌缓缓下落至体侧，两手下落的同时，目光再次注视远处目标。如此远近交替各一次，为做 1 遍，共做 9 遍。

二、眼部按摩

1. 按揉攒竹穴

双手大拇指螺纹面分别按在两侧穴位上，其余手指自然放松，指尖抵在前额上。随音乐口令有节奏地按揉穴位画圈，每拍一圈，做四个八拍。

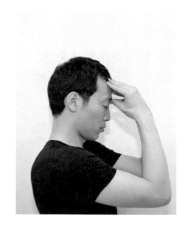

按揉攒竹穴

2. 按压睛明穴

双手食指螺纹面分别按在两侧穴位上，其余手指自然放松、握起，呈空心拳状。随音乐口令有节奏地上下按压穴位，每拍一次，做四个八拍。

3. 按揉四白穴

用双手食指螺纹面分别按在两侧穴位上，大拇指抵在下颌凹陷处，其余手指自然放松、握起，呈空心拳状。随音乐口令有节奏地按揉穴位画圈，每拍一圈，做四个八拍。

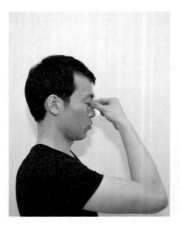
按压睛明穴

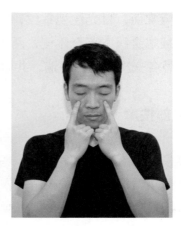
按揉四白穴

4. 按揉太阳穴，刮上眼眶

用双手大拇指的螺纹面分别按在两侧太阳穴上，其余手指自然放松，弯曲。伴随音乐口令，先用大拇指按揉太阳穴画圈，每拍一圈，揉四圈。然后，大拇指不动，用双手食指的第二个关节内侧，稍加用力从眉头刮至眉梢，两个节拍刮一次，连刮两次。如此交替，做四个八拍。

按揉太阳穴，刮上眼眶

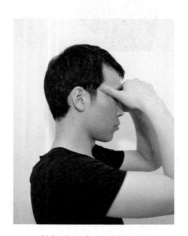
按揉太阳穴，刮上眼眶

5. 按揉风池穴

用双手食指和中指的螺纹面分别按在两侧穴位上，其余三指自然放松。随音乐口令有节奏地按揉穴位画圈，每拍一圈，做四个八拍。

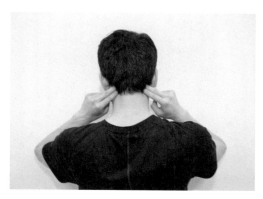

按揉风池穴

6.揉捏耳垂

用双手大拇指和食指的螺纹面捏住耳垂正中的眼穴，其余三指自然并拢弯曲。伴随音乐口令，用大拇指和食指有节奏地揉捏穴位，同时用双脚全部脚趾做抓地运动，每拍一次，做四个八拍。

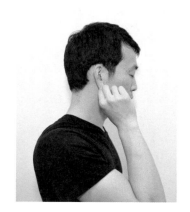

揉捏耳垂

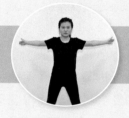

第十三章
消化功能不良

消化功能不良概述

消化功能不良是一种经检查排除器质性疾病，但具有胃肠道不适感的临床综合征。消化功能不良病因和发病机制涉及胃肠运动障碍、胃肠激素改变、胃酸分泌增多、内脏敏感性增加、精神心理因素、幽门螺杆菌感染等相关因素。该病病程长，常持续性发作或反复发作，是一种身心疾病。白领人群长时间在精神紧张情况下久坐工作，容易导致功能性消化不良。

消化功能不良临床症状主要包括腹痛腹胀、恶心呕吐、食欲缺乏、早饱嗳气等。

消化功能不良运动康复指导

运动对消化功能不良的作用主要体现在两个方面：一是有助于减轻功能性消化不良患者所常有的神经官能性症状，如神经过敏、失眠或情绪低落等；二是有助于活跃腹腔血液循环，改善消化和吸收功能等。

患者应保持有规律的生活及良好的情绪状态，多食营养丰富、易于消化的食物。胃酸过多或有其他功能亢进症状者，可增加相应的思维控制活动。消化功能不良的运动康复可根据自身突出症状展开，锻炼腹部肌肉，同时配以中等强度的有氧运动（40% ～ 60% 最大摄氧量），辅以全身肌肉力量练习和肌肉牵伸练习。自我腹部按摩也具有良好的效果。

1. 腹部按摩

根据患者的情况，保持站位或仰卧位按摩，双手放于右下腹（即回盲部），以柔和而有力的手法，顺着肠蠕动的方向作环状按摩，要求使腹部下陷1 ～ 2 厘米，每次 10 ～ 15 分钟，每天 2 次。仰卧位时两腿屈曲，使腹部放松。

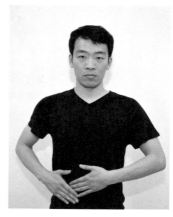

腹部按摩

2. 呼吸肌训练

采用腹式呼吸，患者取平卧位，全身放松，双手分别放于前胸部和上腹部，用鼻自然吸气使腹肌松弛，手感到腹部向上抬起；用口缓慢呼气，手感到腹部下降。一吸一呼为一组，吸气与呼气的时间比为 1:2 或 1:3，每次重复6 ～ 8 组，每天 2 次。

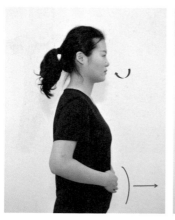
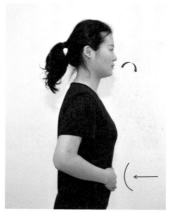

呼吸肌训练

呼吸肌训练

3. 仰卧起坐

仰卧，双腿并拢，双手上举，收缩腹肌，双臂向前摆动，迅速成坐姿，上体继续前屈，低头，两手触足尖，然后还原，重复 4 ～ 8 次。

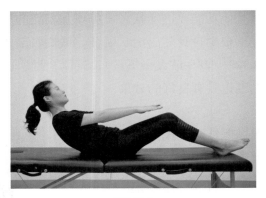

仰卧起坐

以上运动均采取循序渐进的方式，以不感到呼吸急促、心悸为准，逐渐达到要求的次数和时间。

4. **振肩**

身体挺直，双脚开立，双手抬起与肩平，从前向后振肩，振肩的同时展开手掌。重复 15 次。

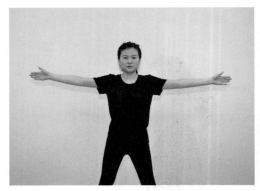
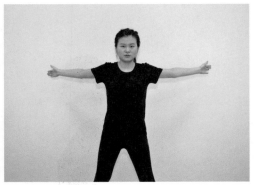

振　肩

5. **体前屈触摸**

身体直立，双臂自然垂于体侧，目视前方。左脚向左开步，与肩同宽，弯腰，以右手指尖触摸左脚面，同时左臂上举。左右交替进行，各做 15 次。

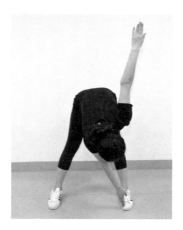

体前屈触摸

6. 转腰

身体直立，双脚略分开，双手叉腰，上身保持挺直，分别沿顺、逆时针方向转腰，各做 15 次。

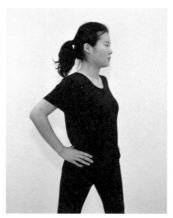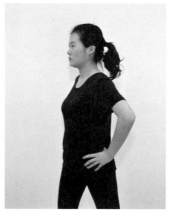

转　腰

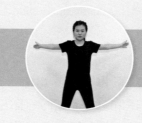

第十四章
高血压

高血压的概述

高血压是一种以动脉压升高为特征，影响身体众多系统的综合征。在我国，静息状态下动脉收缩压和（或）舒张压达到或者超过 140 mmHg 和 90 mmHg 可以被诊断为高血压。高血压分为原发性高血压和继发性高血压，原发性高血压发病的原因很多，可分为遗传和环境两个方面，这一疾病的发生是遗传易感性和环境因素相互作用的结果。本章主要介绍针对原发性高血压的运动方法。白领人群，长期久坐工作，精神高度紧张，工作生活压力大是导致高血压发生的重要环境因素。高血压会导致心血管疾病风险增加，也会导致外周动脉疾病和肾脏疾病。

高血压一般发病缓慢、隐匿，症状不典型，常于体检时发现。常见症状包括头晕、头疼、眼花、胸闷、心悸等，在紧张和劳累时明显。

高血压运动康复指导

高血压患者适合做一些轻松有效的有氧运动，而不需要大量的体力消耗，像散步、慢跑、太极拳、游泳、骑车等，都是不错的运动选择，再结合一些中等强度的力量训练会取得更好的效果。

血压超过 220/110 mmHg 的患者应禁止运动，若通过服用降压药血压下降后，可考虑轻度活动。运动多采用单关节运动，减少参与肌肉，发力时配合呼吸。一般通过适当参加体育运动，60% 左右的高血压患者血压会下降或保持相对稳定。

一、有氧运动

有氧运动是指运动强度相对较低、持续时间较长、大肌群参加的、以有氧代谢为主要代谢形式的运动形式，这种运动往往是全身性的、以提高人体心肺功能为主要目的。对于高血压患者而言其有氧运动的原则包括以下内容。

（1）运动强度：运动量一定要个体化。运动强度的设定应达 50% ~ 70% 最大心率或 40% ~ 60% 最大吸氧量。

（2）运动持续时间：一般应先有一个准备活动期，通过 5 ~ 10 分钟的准备活动使身体预热后再开始较大运动量的活动，通常达到靶心率后，需持续 5 ~ 10 分钟，然后逐渐减量，在数分钟后慢慢停止活动。

（3）运动频度：中等强度的运动每周 5 次为宜。

（4）运动方式：快走、慢跑、自行车、走楼梯等。

二、力量练习

高血压患者可以采用中等强度的循环抗阻运动，持续、缓慢、大肌群、多次重复的一种力量训练方式。它不仅提高肌肉力量和耐力，同时对心血管功能有良好的效应。

运动形式可以采用箭步蹲、下蹲、俯卧撑等，运动时感到周身发热，微微出汗为宜。每个动作可以 2 组，每组 15 ~ 20 次，每周可以运动 3 ~ 5 次。运动时避免精神过度紧张，不要屏气；出现头晕、恶心或者呕吐应该停止运动，安静休息或者就医。

1. 下蹲

做好准备姿势后，深吸气的同时慢慢屈膝下蹲。下蹲时膝关节的方向同脚尖的方向，蹲至大腿平行于地面或稍低于膝。若下蹲过低，易造成膝踝等关节损伤。下蹲速度不宜过快，应掌握好节奏，下蹲的速度至少要比蹲起的速度慢。

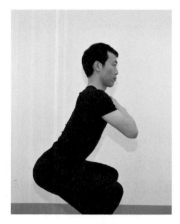

下　蹲

2. 箭步蹲

站立位，双脚并拢，肩胛骨收紧，腹部收紧，以稳定脊椎。慢慢地抬起一只脚向前跨出一步，脚跟先落地，重心慢慢前移，上半身直立，膝盖不要超过脚尖，继续降低到自觉舒适的位置，小腿用力蹬地，返回到起始位置。

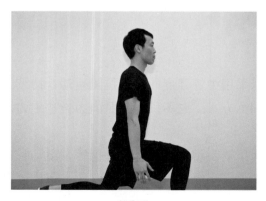

箭步蹲

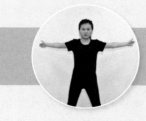

第十五章
高脂血症

高脂血症的概述

高脂血症是指脂肪代谢或运转异常，使血浆中一种或多种脂质高于正常水平值的一种代谢性疾病。高脂血症可分为原发性和继发性两类。原发性高脂血症与先天性和遗传性有关，是由单基因缺陷或多基因缺陷，使参与脂蛋白转运和代谢的受体、酶或载脂蛋白异常所致。继发性高脂血症多继发于代谢性紊乱疾病，如糖尿病、高血压、肥胖等，饮酒、吸烟、不健康饮食、体力活动不足、精神紧张等是引发高脂血症的危险因素。由于生活节奏快、工作压力大、饮食不规律、缺乏运动，这一疾病在白领人群中也经常发生。一般成年人空腹血清中总胆固醇超过 5.72 mmol/L，三酰甘油超过 1.70 mmol/L，可诊断为高脂血症，而总胆固醇在 5.2 ～ 5.7 mmol/L 者称为边缘性升高。血脂水平过高会引起一些严重危害人体健康的疾病，如动脉粥样硬化、冠心病、胰腺炎等。

高脂血症运动康复指导

无严重合并症的高脂血症患者可参加一般体育锻炼。合并有轻度高血压、糖尿病和无症状性冠心病及肥胖的患者，应经医学检查后，进行适量的运动。高脂血症患者有严重心脏病、重度高血压、严重糖尿病应当禁止运动。

高脂血症患者的运动康复原则是有氧运动结合力量训练达到改善脂代谢，降低过高的血脂水平，提高高密度脂蛋白水平，预防动脉硬化发生，改善胰岛素抵抗和葡萄糖耐量，增强患者心肺功能，控制体重，建立正确的生活方式。

在运动训练时宜从小量开始，逐渐增至所要求的运动量，循序渐进，持之以恒，才能达到运动治疗高脂血症的目的。患者要在运动锻炼过程中定期监测血脂。

一、有氧运动（耐力运动）

有氧运动是最消耗脂肪的运动，进行中小强度的有氧运动可以消耗最大量的脂肪，长期进行有氧代谢运动能有效地改善心、肺和血管功能。

高脂血症患者可以从散步慢走向快走或慢跑过渡，持续或间歇进行，也可选择其他运动，如球类、游泳、有氧操等。运动强度控制在个人最大心率的50%～70%。运动能力弱者每周运动一次，每次 10 ～ 20 分钟；运动能力强者每周运动 3 ～ 5 次，每次 20 ～ 30 分钟。

二、肌力练习

肌力练习就是增强肌肉收缩力量的运动训练。通过对肌肉力量的训练，可以使肌肉的结构形态及功能发生适应性的变化，增强人体的能量消耗，维持人体的正常活动能力。高血脂患者可选择"肌力练习操"进行颈、背、腰和下肢的肌力练习。"肌力练习操"的各个动作重复 5 ～ 10 次，间歇 30 ～ 50 秒钟，循环进行。每周进行 3 ～ 5 次肌力训练。进行肌力练习前，应做好充分的热身活动，避免肌肉韧带损伤。

1. 增强背肌的肌力练习

俯卧位，额下垫小软垫。上肢前伸，下肢后伸，掌心着地，脚尖绷直，使身体挺直。

左上肢与右下肢同时挺直抬起，持续数秒钟。左右交替进行，重复上述动作。

四肢同时挺直抬起，持续数秒钟后恢复原位。

也可将沙袋环系在手腕和脚腕上，重复进行肌力练习。

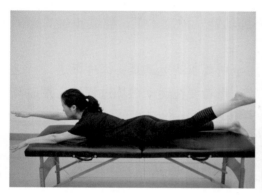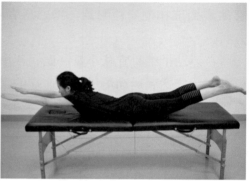

增强背肌的肌力练习

2. 增强腹肌的肌力练习

仰卧位，屈肘，双手抱于胸前。

双腿伸直，抬高约10厘米，持续数秒钟。

双膝半屈曲，双脚抬高持续数秒钟。

增强腹肌的
肌力练习

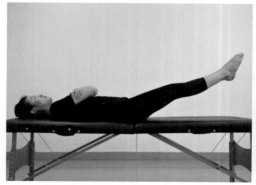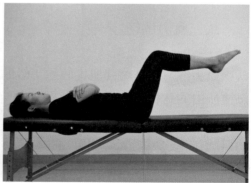

增强腹肌的肌力练习

3. 增强股四头肌的肌力练习

站立位，脚跟离墙约30厘米，上身后背靠墙，双手贴于墙面。后背倚墙下滑使双膝屈曲，持续数秒钟。

在体能增强后，后背下滑，髋膝屈曲使下肢呈 90°，并逐渐增加维持此位置的时间。

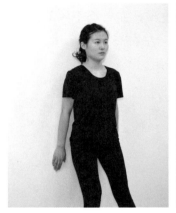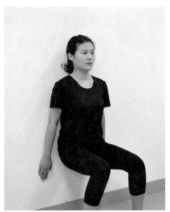

增强股四头肌的肌力练习

4.墙角伸展胸和肩的肌力练习

面对墙角站立，两臂与肩平，微屈肘，双手手掌分别撑于两墙面上。

身体前倾，伸展胸和肩的肌肉和韧带，持续 15 ～ 20 秒。重复练习几次，然后变换两手掌支撑于墙面的高度。重复上述动作练习数次。

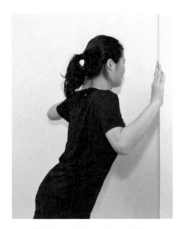

墙角伸展胸和肩的肌力练习

5.增强肌力的橡皮带练习

双臂贴紧胸侧，向前屈肘，双手握橡皮带的两端。

（1）双臂向两侧外展，拉长橡皮带。

（2）双臂前伸，拉长橡皮带，双膝微屈、外展。

（3）右臂前伸与上体成 45°拉长橡皮带，左臂垂于体前，左右交替进行。

（4）右臂沿体侧上举，拉长橡皮带，左右交替进行。

每个动作 8 ～ 12 次为一组，每天 3 组。

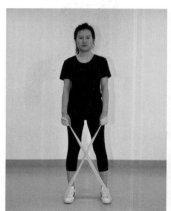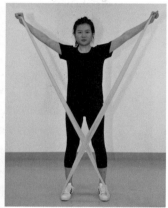

增强肌力的橡皮带练习

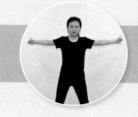

第十六章

2 型糖尿病

2 型糖尿病概述

2 型糖尿病是指由胰岛素抵抗伴胰岛素分泌相对不足或者胰岛素分泌不足伴胰岛素抵抗所致，表现为慢性血糖升高，常伴有血压、血脂紊乱的一组临床代谢性疾病。2 型糖尿病常见于中老年人，肥胖者发病率高。其发病机制主要是在遗传的基础上，受环境因素的影响导致免疫紊乱，胰岛 ß 细胞破坏所致。体力活动不足、肥胖、高热量饮食及年龄增长是引发 2 型糖尿病主要的环境因素。体力活动不足、高热量或者不合理饮食、肥胖在白领人群中比较常见。糖尿病的诊断标准为空腹血糖 ≥ 7.0 mmol/L，或者口服糖耐量试验时 2 小时血糖 ≥ 11.1 mmol/L，或者伴有典型的高血糖或高血糖危象症状时，随机血糖 ≥ 11.1 mmol/L。

2 型糖尿病运动康复指导

2 型糖尿病患者应以中度至剧烈的有氧运动结合抗阻训练为主。这些运动康复手段可改善机体对胰岛素的敏感性，降低体重，减少身体脂肪含量，增强体力，提高工作能力和生活质量。

　　进行完善的运动评估，主要包括血压、血糖、心电图等，排除相应的禁忌证。在进行运动时，糖尿病患者面临的主要问题是低血糖，因此糖尿病患者运动时应结伴运动和监测血糖，随身携带糖果，避免低血糖的发生。在糖尿病视网膜病变的患者中，运动量不能过大。在有末梢神经病变的患者中，应在运动时保持脚部干燥，穿合适的鞋垫和袜子。运动前先进行必要的热身运动，后逐步增加运动强度；运动需循序渐进，寻找自己较为舒适的良好状态，做好相应记录，不断完善运动处方，达到最好的治疗效果。

1. 快步走

　　步行以每分钟 70 米或每分钟 160 步运动强度为佳，运动时间为餐后 1～2 小时，因为在有效的时间段运动，有助于血糖向肌肉组织转移并能提高肌肉吸收利用血糖的能力，运动频率以每周 3～5 天为宜，持之以恒。快步走应在平地上行走，挺胸抬头，展开双肩，让肩与臀保持在同一条直线上。自然摆臂，步伐要大。

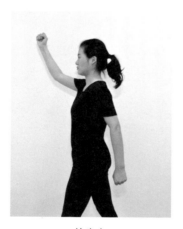

快步走

2. 双臂弯举

　　站立位，双手各握一只哑铃，手心朝向腿侧。上臂不动，两个小臂交替上抬，掌心转向上，将哑铃抬至肩部。放下时动作要缓慢，不要让哑铃的惯性带动手臂。

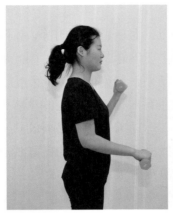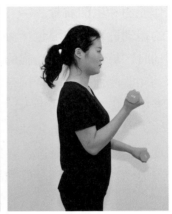

双臂弯举

3. 深蹲

站立位，背部紧贴墙面，双脚与肩同宽，双手贴于墙面。曲膝下蹲，大腿和小腿成90°，膝关节不超过脚尖，脚后跟着地。保持至疲劳后上身微微前倾，恢复直立。练习时间可从每次10秒逐渐增加至2分钟，每天3次。

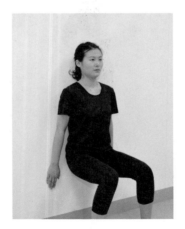

深　蹲

4. 双腿并举上抬

坐于硬质椅子上，双腿伸直，尽量抬高。

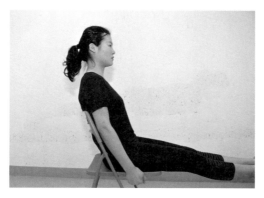

双腿并举上抬

5. 腿弯举

双手扶住椅背，右脚向后抬起，屈膝，左腿微曲直立，右脚跟抬至臀部，保持数秒后放回地面。左右腿各做 8 ~ 12 次。

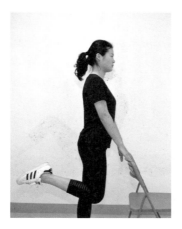

腿弯举

6. 平板支撑

俯卧位，双肘弯曲支撑在地面上，上臂垂直于地面，双脚踩地，身体离开地面，躯干伸直。头部、肩部、胯部和踝部保持在同一平面上，腹肌、盆底肌收紧，背部挺直，脊椎延长，眼睛看向地面，均匀呼吸，保持 5 秒或更长时间。

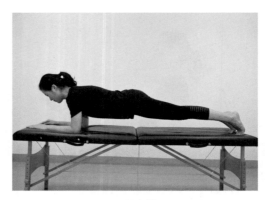

平板支撑

7. 仰卧卷腹

仰卧位，双脚着地，双膝半屈。双手托在脑后，肩胛骨聚拢，双肘后展。运动时，上身抬起，肘关节带动身体向两侧转动，挤压腹肌，还原至仰卧位。每组 8 ～ 12 次，每天 3 组。

仰卧卷腹

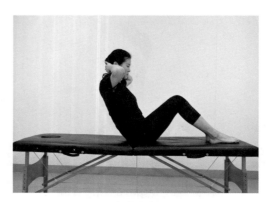

仰卧卷腹

8. 颈后臂屈伸

两手正握或反握杠铃，或两手合握一个哑铃，高举过头顶后，屈肘，前臂向后下垂。也可手持其他重物或双手交叉进行练习。注意上举时双臂尽量保持在耳后，不要超过耳部。每组 10 次，每天 3 组。

颈后臂屈伸

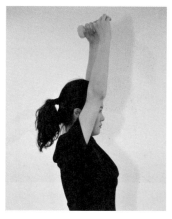
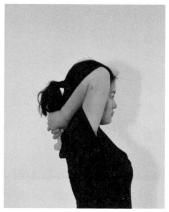

颈后臂屈伸

9.仰卧推胸

仰卧位，双膝屈起，双脚放平。双手各握一个哑铃，与胸部平行，双手向上方推举，直到肘部伸直，保持1秒后，缓缓将哑铃降至平胸位置。每组10次，每天3组。

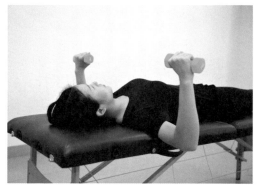
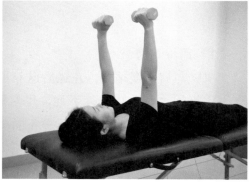

仰卧推胸

10.坐姿划船

平坐在地上，双脚略分开，双膝半屈。双手各握一个哑铃或弹力带两端，双臂在胸前伸直，手掌相对。背部挺直，曲肘，将哑铃或弹力带拉至身体两侧，双肘尽量贴近身体，双臂缓缓伸直。每组10次，每天3组。

坐姿划船

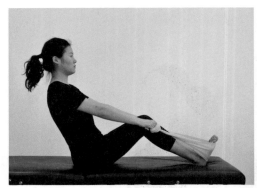
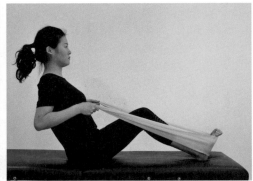

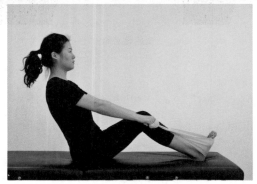

坐姿划船

11. 箭步下蹲

双脚与肩同宽站立，左腿后退一步，屈膝，右侧大腿几乎与地面平行。右脚跟支撑用力，左腿继续下屈，尽量贴近地面但不着地。下蹲 8 ~ 12 次，然后换腿练习。练习时也可以双手各握一个哑铃。

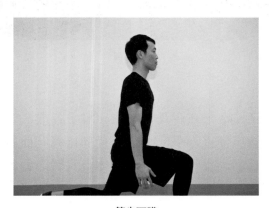

箭步下蹲

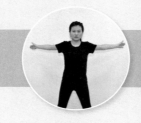

第十七章
肥胖症

肥胖症概述

世界卫生组织定义超重和肥胖是可损害健康的异常或过量脂肪累积。肥胖症已经成为一种严重威胁人类健康的慢性疾病。世界卫生组织统计在 2014 年，在全世界，成年人中有 39% 的人超重，13% 的人肥胖，这意味着有超过 19 亿人超重，其中 6 亿人肥胖。体重指数 [(BMI)＝体重（kg）/ 身高的平方（m^2）] 是简单判断个体是否超重或者肥胖的指标，在我国，成年人 BMI ≥ 24 为超重，≥ 28 为肥胖。

肥胖的根本原因是摄入与消耗的能量不平衡。随着人类经济的发展，环境及社会变化，高脂高能量食品的摄入持续增加；工作形式、交通方式的变化以及城市化加剧，均造成缺乏身体活动现象增加，导致肥胖发生率迅速增加。白领人群常处于工作压力大、长期熬夜、饮食不规律、久坐不起等状态，因而容易出现肥胖。

肥胖症运动康复指导

通过饮食干预结合运动可以降低肥胖者的体重，此时适当减少能量摄入和维持足够的运动结合，以及生活方式的转变对肥胖人群的减重是必要的。为了获得长期的体重控制，应当改变生活、饮食行为，维持能量摄入平衡，坚持锻炼。运动方式可以采用有氧运动、抗阻运动结合柔韧性练习。如果肥胖者伴有高血压、糖尿病和高脂血症，会增加肥胖者运动的风险，因此在测试前应进行医学检查。

一、有氧运动

由于肥胖人群的有氧运动能力较弱，因此在制订运动康复治疗方案时，运动负荷需要由低负荷开始，逐渐增加。有氧运动可以采取快步走、慢跑、骑功率车、游泳、做有氧操等，如有骨骼肌肉系统问题，在选择运动方式时考虑减轻下肢的负重，可以选择水中运动、功率自行车等。

运动频率每周5次，使能量消耗最大化。在进行运动时起始运动强度应当在中等强度（心率90 ~ 110次/分），逐渐增加到较大运动强度（心率110 ~ 130次/分）。运动时间在初始训练时为至少每天30分钟，每周150分钟，逐渐增加到至少每天60分钟，每周300分钟。在运动初期，每次至少10分钟中等强度以上的间歇运动也可以采用。

二、抗阻训练

抗阻训练可以改善肥胖人群的肌肉力量和身体功能，获得额外的健康益处，减少由肥胖带来的心血管疾病、高血压、糖尿病的风险。

三、柔韧性练习

柔韧性练习可以改善肥胖人群的运动能力，在运动后进行静态拉伸可以有效地缓解运动造成的肌肉疲劳，增加肌肉的柔韧度，降低运动损伤风险的发生。拉伸时各部位肌肉拉伸的动作需要保持15秒以上，拉伸肌肉的强度保持拉伸部位有轻微的酸痛感即可。

1.侧后颈部肌肉拉伸

坐位，头部靠向左侧并微微转向右侧。左手扶头部，将头部拉向左侧，拉伸 15 秒后换另一侧练习。

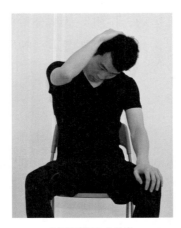

侧后颈部肌肉拉伸

2. 肱二头肌拉伸

双脚前后站立，后脚膝关节微屈，足跟抬起，重心在直立腿上。一侧手臂扶墙或抓住固定物，向后伸直，身体重心缓慢向前移，保持 15 秒后换另一侧练习。

3. 肱三头肌拉伸

双脚并拢站立，一侧手臂屈肘伸向颈后，另一侧手臂抓住屈肘手臂向内拉，保持 15 秒后换另一侧练习。

肱三头肌
拉伸

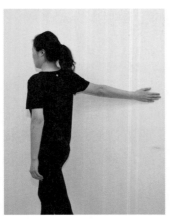

肱二头肌拉伸

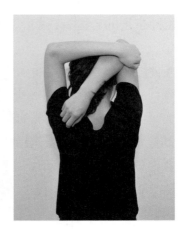

肱三头肌拉伸

4. 肩部肌肉拉伸

双脚开立，一侧手臂屈肘从体前放于另一侧的肩膀后，另一只手按压屈肘手臂，保持 15 秒后换另一侧练习。

5. 胸部肌肉拉伸

双脚站立，一侧前臂贴于墙面，身体重心缓慢向前压，以拉伸胸部肌肉，保持 15 秒后换另一侧练习。

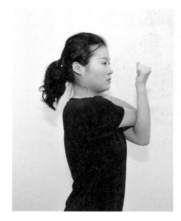 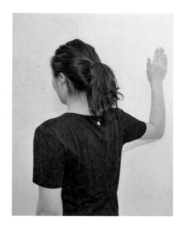

肩部肌肉拉伸　　　　　　　胸部肌肉拉伸

6. 侧背部肌肉拉伸

双脚开立，一侧手臂屈肘抬起，另一侧手抓住屈肘手臂的上臂，并慢慢用力拉，保持 15 秒后换另一侧练习。

侧背部肌肉拉伸

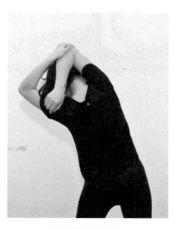

侧背部肌肉拉伸

7. 腰椎拉伸

仰卧位，双膝屈曲，双手抱住膝关节后侧，然后缓慢向身体侧按压。过程中保持臀部抬起。

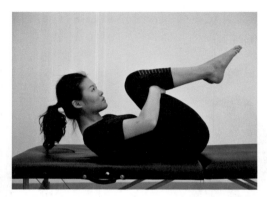

腰椎拉伸

8. 臀部肌肉拉伸

仰卧位，一条腿伸直，另一条腿屈膝，双手抱住屈膝的腿，然后慢慢向身体侧用力压，保持 15 秒后换另一侧练习。

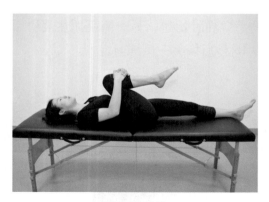

臀部肌肉拉伸

9. 股四头肌拉伸

一侧手扶墙或抓住固定物保持身体平衡，另一侧腿屈膝，向后抬起，用手抓住脚背，缓慢用力向臀部拉伸，保持 15 秒后换另外一侧练习。

10. 小腿三头肌拉伸

双手扶墙或抓住固定物保持身体前倾，双脚前后站立，前脚屈膝，后脚伸直拉伸小腿肌肉，然后换另一侧练习。

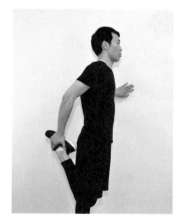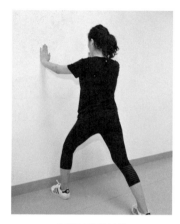

股四头肌拉伸　　　　　　　　小腿三头肌拉伸

11. 股后肌群拉伸

仰卧位，一只脚屈膝，另一只脚抬高、伸直，用双手抓住其小腿肚，缓慢用力向身体侧拉，然后换另一侧练习。

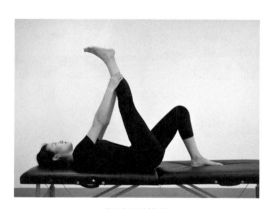

股后肌群拉伸

12. 大腿内收肌拉伸

坐位，双腿屈膝打开，脚掌相对，双手放于膝盖上，缓慢用力下压以拉伸大腿内收肌肉群。

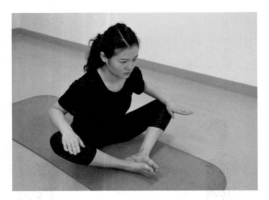

大腿内收肌拉伸

13. 大腿外展肌群拉伸

坐位，一条腿伸直，另一条腿屈膝，然后身体向一侧慢慢转体至双手能够放于身体一侧，保持 15 秒后换另一侧练习。

大腿外展
肌群拉伸

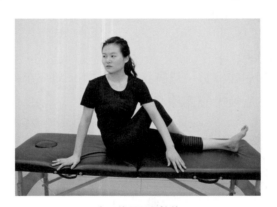

大腿外展肌群拉伸